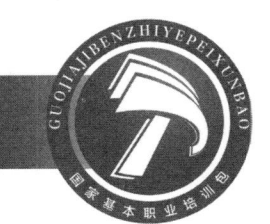

国家基本职业培训包（指南包 课程包）

育 婴 员

（试行）

人力资源和社会保障部职业能力建设司编制

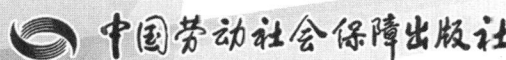

图书在版编目(CIP)数据

育婴员:试行/人力资源和社会保障部职业能力建设司编制. -- 北京:中国劳动社会保障出版社,2017

(国家基本职业培训包:指南包 课程包)
ISBN 978-7-5167-3316-5

Ⅰ.①育… Ⅱ.①人… Ⅲ.①婴幼儿-哺育-职业培训-教学参考资料 Ⅳ.①R174

中国版本图书馆 CIP 数据核字(2017)第 282469 号

中国劳动社会保障出版社出版发行

(北京市惠新东街1号 邮政编码:100029)

*

三河市潮河印业有限公司印刷装订 新华书店经销

880毫米×1230毫米 16开本 8.5印张 154千字
2017年11月第1版 2020年7月第3次印刷
定价:28.00元

读者服务部电话:(010)64929211/84209101/64921644
营销中心电话:(010)64962347
出版社网址:http://www.class.com.cn

版权专有 侵权必究

如有印装差错,请与本社联系调换:(010)81211666
我社将与版权执法机关配合,大力打击盗印、销售和使用盗版图书活动,敬请广大读者协助举报,经查实将给予举报者奖励。
举报电话:(010)64954652

编制说明

为贯彻落实《中华人民共和国国民经济和社会发展第十三个五年规划纲要》提出的"实行国家基本职业培训包制度"的要求，按照《人力资源和社会保障部办公厅关于推进职业培训包工作的通知》（人社厅发〔2016〕162号）的部署安排，"十三五"期间，组织开发培训需求量大的100个左右国家基本职业培训包，指导开发100个左右地方（行业）特色职业培训包。到"十三五"末，力争全面建立国家基本职业培训包制度，普遍应用职业培训包开展各类职业培训。在征求各地培训需求的基础上，经调研论证，人力资源和社会保障部组织有关行业专家编制了首批中式烹调师等10个职业的国家基本职业培训包。

国家基本职业培训包是集培养目标、培训要求、培训内容、课程规范、考核大纲、教学资源等为一体的职业培训资源总合，是职业培训机构对劳动者开展政府补贴职业培训服务的工作规范和指南，对于加强职业培训规范化、科学化管理，促进职业培训与就业需求有效衔接，推行终身职业培训制度具有积极作用。

此次编制的中式烹调师等10个职业的国家基本职业培训包遵循《职业培训包开发技术规程（试行）》的要求，依据国家职业技能标准或企业岗位技术规范，结合新经济、新产业、新职业发展编制，力求客观反映现阶段本职业（工种）的技术水平、对从业人员的要求和职业培训教学规律。

《国家基本职业培训包（指南包　课程包）——育婴员（试行）》是在各有

编制说明

关专家的共同努力下完成的。参加编写的主要人员有（按姓氏笔画排序）：韦莉萍、邬莉、李秀丽、邱慧敏、邹东生、宋晓辉、张嵩、韩杨、韩英敏，参加审定的主要人员有骆虹、王敏、丁昀，在制定过程中得到了长春市妇女儿童活动中心、吉林省育婴职业培训学校、长春市春辉职业培训学校、北京市西城区金童职业技能培训学校等有关单位的大力支持，在此一并致谢。

国家基本职业培训包编审委员会

主　任　张立新

副主任　张　斌　王晓君　袁　芳　魏丽君

委　员　王　霄　项声闻　杨　奕　蔡　兵　陈　蕾
　　　　张　伟　赵　欢　吕红文

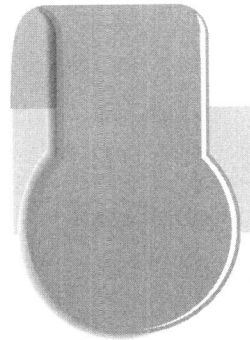

目 录

1 指 南 包

1.1 职业培训包使用指南 ···002
- 1.1.1 职业培训包结构与内容 ···002
- 1.1.2 培训课程体系介绍 ···003
- 1.1.3 培训课程选择指导 ···010
- 1.1.4 各类资源使用说明 ···011

1.2 职业指南 ···011
- 1.2.1 职业描述 ···011
- 1.2.2 职业培训对象 ···011
- 1.2.3 就业前景 ···011

1.3 培训机构设置指南 ···012
- 1.3.1 师资配备要求 ···012
- 1.3.2 培训场所设备配置要求 ···012
- 1.3.3 教学资料配备要求 ···022
- 1.3.4 管理人员配备要求 ···022
- 1.3.5 管理制度要求 ···022

2 课 程 包

2.1 培训要求 ···024
- 2.1.1 职业基本素质培训要求 ···024

目录

2.1.2 初级职业技能培训要求	025
2.1.3 中级职业技能培训要求	030
2.1.4 高级职业技能培训要求	033

2.2 课程规范	036
2.2.1 职业基本素质培训课程规范	036
2.2.2 初级职业技能培训课程规范	043
2.2.3 中级职业技能培训课程规范	056
2.2.4 高级职业技能培训课程规范	067
2.2.5 培训建议中培训方法说明	075

2.3 考核规范	076
2.3.1 职业基本素质培训考核规范	076
2.3.2 初级职业技能培训理论知识考核规范	078
2.3.3 初级职业技能培训操作技能考核规范	079
2.3.4 中级职业技能培训理论知识考核规范	080
2.3.5 中级职业技能培训操作技能考核规范	082
2.3.6 高级职业技能培训理论知识考核规范	082
2.3.7 高级职业技能培训操作技能考核规范	084

附录 培训要求与课程规范对照表

附录1 职业基本素质培训要求与课程规范对照表	086
附录2 初级职业技能培训要求与课程规范对照表	092
附录3 中级职业技能培训要求与课程规范对照表	107
附录4 高级职业技能培训要求与课程规范对照表	118

1
指南包

1.1 职业培训包使用指南

1.1.1 职业培训包结构与内容

育婴员职业培训包由指南包、课程包、资源包三个子包构成,结构如图1所示。

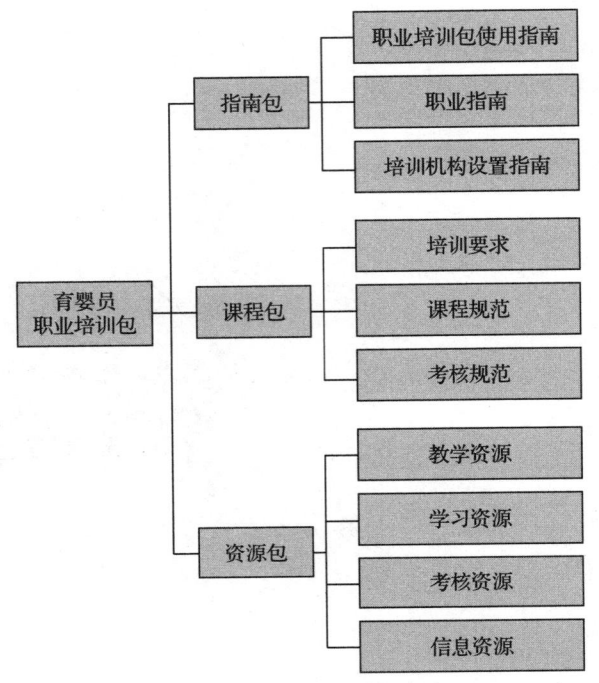

图1 职业培训包结构图

指南包是指导培训机构、培训教师与学员开展职业培训的服务性内容总合,包括职业培训包使用指南、职业指南和培训机构设置指南。职业培训包使用指南是培训教师与学员了解职业培训包内容、选择培训课程、使用培训资源的说明性文本;职业指南是对职业信息的概述;培训机构设置指南是对培训机构开展职业培训提出的具体要求。

课程包是培训机构与教师实施职业培训、培训学员接受职业培训必须遵守的规范总合,包括培训要求、课程规范、考核规范。培训要求是参照国家职业技能标准、结合职业岗位工作实际需求制定的职业培训规范;课程规范是依据培训要求、结合职业培训教学规律,对课程设置、培训学时、课程内容与培训方法等所做的统一规定;考核规范是针对课程规范中所规定的课程内容开发的,能够科学评价培训学员过程性学习效果与终结性培训成果的规则，是客观衡量培训学员职业基本素质与职业技能水平的标准，也是实施职业培训过程性与终结性考核的依据。

资源包是依据课程包要求，基于培训学员特征，遵循职业培训教学规律，应用先进职业培训课程理念，开发的多媒介、多形式的职业培训与考核资源总合，包括教学资源、学习资源、考核资源和信息资源。教学资源是为培训教师组织实施职业培训教学活动提供的相关资源；学习资源是为培训学员学习职业培训课程提供的相关资源；考核资源是为培训机构和教师实施职业培训考核提供的相关资源；信息资源是为培训教师和学员拓展视野提供的体现科技进步、职业发展的相关动态资源。

1.1.2　培训课程体系介绍

育婴员职业培训课程体系依据职业技能等级分为职业基本素质培训课程、初级职业技能培训课程、中级职业技能培训课程、高级职业技能培训课程，每一类课程包含模块、课程和学习单元三个层级。育婴员职业培训课程体系均源自本职业培训包课程包中的课程规范，以学习单元为基础，形成职业层次清晰、内容丰富的"培训课程超市"。

育婴员职业培训课程学时分配一览表

职业技能等级	课堂学时		其他学时	培训总学时
	职业基本素质培训课程	职业技能培训课程		
初级	42	75	43	160
中级	42	84	34	160
高级	42	68	50	160

注：课堂学时是指培训机构开展的理论课程教学及实操课程教学的建议最低学时数。除课堂学时外，培训总学时还应包括岗位实习、现场观摩、自学自练等其他学时。

（1）职业基本素质培训课程

模块	课程	学习单元	课堂学时
1. 职业认知与职业道德	1-1　职业概述	（1）职业认知	1
	1-2　职业道德基本知识	（1）道德与职业道德	1
	1-3　职业守则	（1）职业守则	1
2. 婴幼儿生长发育基础知识	2-1　婴幼儿生理发育基础知识	（1）婴幼儿生长发育的规律	1
		（2）婴幼儿解剖及生理特点	2
		（3）婴幼儿生长发育的测量指标	2

续表

模块	课程	学习单元	课堂学时
2. 婴幼儿生长发育基础知识	2-2 婴幼儿心理发育基础知识	(1) 婴幼儿心理发展的一般特征	1
		(2) 婴幼儿心理发展特点	2
		(3) 婴幼儿心理发展常见问题	2
	2-3 婴幼儿教育基础知识	(1) 婴幼儿教育基础和教育的基本规律、特点	1
		(2) 婴幼儿教育的主要内容	1
		(3) 婴幼儿教育原则和方法	1
		(4) 婴幼儿教育的常见问题	1
3. 婴幼儿日常生活照料和护理基础知识	3-1 婴幼儿营养基础知识	(1) 营养学基础与营养缺乏病	9
		(2) 各类食物营养成分	1
		(3) 婴幼儿喂养指南	3
	3-2 食品安全与管理	(1) 食品安全与管理	2
	3-3 计划免疫与预防接种基础知识	(1) 计划免疫与预防接种概述	1
		(2) 预防接种的内容	1
		(3) 预防接种的禁忌证、注意事项、护理	1
	3-4 婴幼儿保健与护理基础知识	(1) 婴幼儿生活照料基础知识	1
		(2) 婴幼儿常见症状与疾病护理	1
		(3) 婴幼儿常用药品基础知识	1
4. 安全工作常识	4-1 家用电器安全操作	(1) 家用电器使用及消防安全	1
	4-2 安全防火知识		
	4-3 交通安全	(1) 交通安全	1
	4-4 防拐防走失	(1) 防拐防走失	1
5. 相关法律法规知识	5-1 相关法律法规知识	(1) 相关法律法规知识	1
课堂学时合计			42

注：本表所列为初级职业基本素质培训课程，其他等级职业基本素质培训课程按"育婴员职业培训课程学时分配一览表"中相应的课堂学时要求进行必要的调整。

(2) 初级职业技能培训课程

模块	课程	学习单元	课堂学时
1. 生活照料	1-1 婴幼儿喂养	（1）母乳喂养概述	1
		（2）母乳喂养初始阶段的指导	2
		（3）母亲工作期间的母乳喂养指导	2
		（4）常见四种哺乳姿势的操作及适用对象	2
		（5）哺乳期乳房保健与部分母乳喂养的方法与技巧	1
		（6）配方奶喂养	1
		（7）奶具的分类和使用方法	2
		（8）婴儿吐奶、溢奶	2
		（9）辅食添加的概念、时机、原则和要求	1
		（10）食物过敏以及辅食添加常见问题	2
		（11）婴儿蔬果汁制作	1
		（12）泥糊状食物的分类、制作及喂食方法	2
		（13）婴幼儿平衡膳食	2
	1-2 照料婴幼儿盥洗	（1）五官的清洁及指甲的修剪	2
		（2）头部及会阴部的清洁	2
		（3）擦浴	2
		（4）沐浴	3
	1-3 照料婴幼儿睡眠	（1）婴幼儿睡眠床的安置	1
		（2）让婴幼儿安静入睡	1
	1-4 照料婴幼儿排便	（1）培养婴幼儿二便	1
		（2）便后清洁	1
		（3）为婴幼儿更换尿布	1

续表

模块	课程	学习单元	课堂学时
1. 生活照料	1-5 照料婴幼儿出行	(1) 为婴幼儿选择和更换衣服、鞋袜	2
		(2) 包裹婴儿	2
		(3) 背、抱婴幼儿	1
		(4) 为婴幼儿准备出行用具	1
		(5) 婴幼儿童车选择和使用	1
		(6) 儿童汽车安全座椅使用	1
	1-6 环境与物品清洁	(1) 清洁和消毒	2
		(2) 婴幼儿餐具、毛巾、衣物清洁、消毒	1
		(3) 婴幼儿玩具和图书清洁、消毒	1
		(4) 婴幼儿尿布、便器清洁、消毒	1
2. 保健与护理	2-1 三浴锻炼与抚触	(1) 婴幼儿三浴锻炼	2
		(2) 婴幼儿全身抚触	6
	2-2 常见症状护理	(1) 体温测量	1
		(2) 为患儿服用相应的药物	1
	2-3 意外伤害处理	(1) 表皮擦伤处理	1
		(2) 四肢扭伤处理	1
		(3) 皮下血肿处理	1
		(4) 蚊虫叮、蜇、咬处理	1
3. 教育实施	3-1 训练婴幼儿动作能力	(1) 婴幼儿粗大动作训练与指导	5
		(2) 婴幼儿精细动作训练与指导	3
	3-2 训练婴幼儿听和说能力	(1) 听和说能力训练与指导	2
	3-3 指导婴幼儿认知活动	(1) 婴幼儿认知综合活动训练与指导	3
课堂学时合计			75

(3) 中级职业技能培训课程

模块	课程	学习单元	课堂学时
1. 生活照料	1-1 食品制作	（1）婴幼儿点心制作	4
		（2）婴幼儿粥品制作	4
		（3）婴幼儿面点制作	4
		（4）婴幼儿肉类食物制作	8
		（5）婴幼儿青菜类食物制作	4
		（6）一日膳食所需食物种类	1
		（7）0～6个月婴幼儿一日膳食安排	2
		（8）7～12个月婴幼儿一日膳食安排	1
		（9）13～18个月婴幼儿一日膳食安排	1
		（10）19～24个月婴幼儿一日膳食安排	1
		（11）25～36个月婴幼儿一日膳食安排	1
	1-2 作息安排与习惯培养	（1）7～18个月婴幼儿的一日作息表制定	1
		（2）19～36个月婴幼儿的一日作息表制定	1
		（3）婴幼儿习惯的培养	1
		（4）教婴幼儿洗手	1
		（5）教婴幼儿刷牙	1
2. 保健与护理	2-1 生长监测和发育评价	（1）生长监测和评价	4
	2-2 常见症状和疾病护理	（1）发热婴幼儿护理	2
		（2）便秘婴幼儿护理	2

续表

模块	课程	学习单元	课堂学时
2．保健与护理	2-2 常见症状和疾病护理	（3）婴幼儿鹅口疮护理	1
		（4）尿布性皮炎护理	1
		（5）新生儿脐炎护理	1
		（6）湿疹护理	1
	2-3 意外伤害的预防与处理	（1）生活和环境安全知识	2
		（2）心肺复苏	2
		（3）气管异物急救	2
		（4）被宠物咬伤、抓伤的伤口处理与预防	2
3．教育实施	3-1 训练婴幼儿动作能力	（1）为婴幼儿做被动操	2
		（2）为婴幼儿做主动操	2
		（3）为婴幼儿做模仿操	2
		（4）为婴幼儿做手指操	4
	3-2 训练婴幼儿听和说能力	（1）运用图书和图片帮助婴幼儿发展听和说能力	1
		（2）为婴幼儿选择发展听和说能力的有声读物	1
		（3）为婴幼儿选择发展听和说能力的游戏	1
		（4）运用节律游戏活动促进婴幼儿听和说能力	2
	3-3 指导婴幼儿认知活动	（1）婴幼儿认知游戏	4
		（2）婴幼儿艺术表现游戏	3
	3-4 培养婴幼儿情绪、情感与社会性行为	（1）识别和应对婴幼儿基本情绪的表达	3
		（2）促进婴幼儿社会性发展的游戏	3
	课堂学时合计		84

(4) 高级职业技能培训课程

模块	课程	学习单元	课堂学时
1. 生活照料	1-1 食谱编制	（1）编制食谱的方法	2
		（2）7～12个月婴幼儿一周食谱编制	1
		（3）13～18个月婴幼儿一周食谱编制	1
		（4）19～24个月婴幼儿一周食谱编制	1
		（5）25～36个月婴幼儿一周食谱编制	1
	1-2 预防与消毒	（1）预防	2
		（2）消毒	2
2. 保健与护理	2-1 常见症状与疾病护理	（1）患呼吸道疾病婴幼儿护理	2
		（2）高热惊厥婴幼儿护理	2
		（3）呕吐、腹泻婴幼儿护理	2
		（4）早产儿护理	1
	2-2 意外伤害的预防与处理	（1）骨折急救	2
		（2）溺水急救	2
		（3）触电急救	2
		（4）烫伤急救	2
3. 教育实施	3-1 训练婴幼儿动作能力	（1）选择和改编婴幼儿粗大动作游戏	2
		（2）选择和改编婴幼儿精细动作游戏	2
	3-2 训练婴幼儿听和说能力	（1）创编促进婴幼儿听和说能力发展的游戏	1
		（2）利用生活环境和设施训练婴幼儿听和说	1
		（3）观察、分析和记录婴幼儿听和说的行为	1
		（4）指导婴幼儿阅读活动	1

续表

模块	课程	学习单元	课堂学时
3．教育实施	3-3 指导婴幼儿认知活动	（1）选择和改编婴幼儿认知游戏	1
		（2）创设环境训练婴幼儿认知能力	1
		（3）观察、分析和记录婴幼儿认知能力	2
	3-4 培养婴幼儿情绪、情感与社会性行为	（1）观察、记录、分析和培养婴幼儿情绪	3
		（2）观察、记录、分析和培养婴幼儿社会性行为	3
		（3）创设婴幼儿情绪、社会性游戏活动和环境	3
	3-5 评价	（1）评价婴幼儿各领域和整体发展水平	3
		（2）观察、记录、分析、评价婴幼儿个体	3
		（3）评价婴幼儿气质	4
		（4）实施个别化教学	4
4．指导与培训	4-1 指导	（1）指导家长	2
		（2）指导育婴员	2
	4-2 培训	（1）培训计划编制	2
		（2）培训计划实施	2
课堂学时合计			68

1.1.3　培训课程选择指导

职业基本素质培训课程为必修课程，相当于本职业的入门课程。各级别职业技能培训课程由培训机构教师根据培训学员实际情况，遵循高级别涵盖低级别的原则进行选择。

原则上，初入职的培训学员应学习职业基本素质培训课程和初级职业技能培训课程的全部内容，有职业技能等级提升需求的培训学员，可按照国家职业技能标准的"鉴定要求"，对照自身需求选择更高等级的培训课程。

具有一定从业经验、无职业技能等级晋升要求的培训学员，可根据自身实际情况自主选择本职业培训课程。具体方法为：（1）选择课程模块；（2）在模块中筛选课程；（3）在课程中筛选学习单元；（4）组合成本次培训的整个课程。

培训教师可以根据以上方法对培训学员进行单独指导。对于订单培训，培训教师可以按照如上方法，对照订单要求进行培训课程的选择。

1.1.4 各类资源使用说明

（待各类资源开发完成后补充。）

1.2 职业指南

1.2.1 职业描述

育婴员是主要从事 0～3 岁婴幼儿照料、护理和教育，指导家长科学育儿的人员。

1.2.2 职业培训对象

参加育婴员职业培训的对象主要包括：城乡未继续升学的应届初高中毕业生、农村转移就业劳动者、城镇登记失业人员、转岗转业人员、退役军人、企事业在职职工和高校毕业生等各类有培训需求的人员。

1.2.3 就业前景

育婴员可以在托幼机构、早教机构、家庭服务机构从事母婴护理、家庭指导和早教指导等岗位工作，也可以从事相关专业的培训工作。

1.3 培训机构设置指南

1.3.1 师资配备要求

（1）培训教师任职基本条件

培训初级、中级、高级育婴员的教师应具有本职业高级职业资格证书3年以上或相关专业（普通高校本科专业目录2012版：学前教育、特殊教育、家政学、基础医学、预防医学、护理学）中级及以上专业技术职务任职资格。

（2）培训教师数量要求（以20人培训班为基准）

1）理论课教师：1人以上；培训规模超过20人的，按教师与学员之比不低于1∶20配备教师。

2）实习指导教师：1人以上；培训规模超过20人的，按教师与学员之比不低于1∶20配备教师。

1.3.2 培训场所设备配置要求

培训场所设备配置要求如下（以20人培训班为基准）。

（1）理论知识培训场所设备配置要求：60～100平方米标准教室，多媒体教学设备（计算机、投影仪、幕布或显示屏、网络接入设备、音响设备）、黑板、20套以上桌椅，符合照明、通风、安全等相关规定。

（2）操作技能培训场所设备配置要求：实际操作培训场所应具有满足要求的场地（100～200平方米），具有必要的婴儿模型，喂养用具，烹饪器具，流动水源，日常保健用品，婴幼儿睡眠、就餐、活动等用具或玩具等。室内卫生、通风条件良好、光线充足，设施安全。

（3）实训用具及其他物品、材料等配置要求如下（按标准培训班20人配备）。

1）初级

	类别	名称	数量
硬件设备	1. 基础类	（1）婴儿软体模型	20个
	2. 展示类	（1）宽口奶瓶	1个
		（2）窄口奶瓶	1个

续表

类别			名称	数量
硬件设备	2. 展示类		（3）防胀气奶瓶	1个
			（4）奶粉盒	1套
			（5）调奶器	1个
			（6）电动吸奶器	1个
			（7）电动搅奶器	1个
			（8）消毒柜	1个
	3. 实际训练类	3.1 喂养	3.1.1 配方奶粉喂养教具	
			（1）160 mL 奶瓶	20个
			（2）240 mL 奶瓶	20个
			（3）大号奶瓶刷	20个
			（4）小号奶瓶刷	20个
			（5）暖水壶	20个
			（6）温奶器	20个
		3.1.2 母乳喂养教具	（1）乳房模型	10个
			（2）乳头矫正器	10个
			（3）手动吸奶器	10个
		3.1.3 辅食添加类教具	（1）辅食料理机	5台
			（2）辅食研磨器	10个
			（3）婴幼儿餐具	20套
			（4）流动水源	
		3.2 婴幼儿保健及护理	3.2.1 沐浴类教具	（1）浴盆	20个
			（2）浴架	20个
			（3）水温计	20个
			（4）大浴巾	20条
			（5）水盆	20个
		3.2.2 护理类教具	（1）指甲剪	20个
			（2）正方形尿布	20条
			（3）长方形尿布	20条
			（4）手帕	20条
			（5）口水巾	20条
			（6）脐部护理包	20个

续表

类别			名称	数量
硬件设备	3. 实际训练类	3.2 婴幼儿保健及护理 / 3.2.3 测量类教具	（1）体温计	20个
			（2）软尺	20根
			（3）婴儿体重秤	1台
		3.3 睡眠及包裹	（1）隔尿垫	20条
			（2）褥子	20套
			（3）婴儿包被（薄）	20条
			（4）婴儿包被（厚）	20条
			（5）婴儿衣裤鞋袜	20套
			（6）大毛巾	20条
		3.4 出行	（1）婴儿车	1辆
			（2）妈妈包	1个
		3.5 早教	（1）爬行垫	1个
			（2）早教教具	20套
			（3）故事书	若干
基础耗材	1. 婴幼儿日常用品		（1）储奶袋	20个
			（2）防溢乳贴	20个
			（3）婴幼儿沐浴露	20瓶
			（4）婴幼儿洗发水	20瓶
			（5）婴幼儿爽身粉（凝胶）	20盒
			（6）护臀霜	20盒
			（7）润肤油	20瓶
			（8）纸尿裤	20个
	2. 婴幼儿保健及护理用品		（1）碘伏	20瓶
			（2）酒精（75%）	20瓶
			（3）婴幼儿滴眼耳鼻药	20份
			（4）大头棉签	20份
			（5）小头棉签	20份
			（6）抚触油	20瓶
			（7）纱布	20份
			（8）棉球	20份

续表

类别		名称	数量
基础耗材	3．教育用具	（1）蜡笔	20套
		（2）水彩笔	20套
		（3）绘图纸	20张
		（4）彩纸	20张
其他用品和材料	其他用品和材料	（1）育婴员工作服	20套
		（2）教师操作台	1个
		（3）学员操作台（可容纳20人）	1个
		（4）婴幼儿用品展柜	1个

2）中级

类别				名称	数量
硬件设备	1．基础类			（1）婴儿软体模型	20个
	2．展示类			（1）宽口奶瓶	1个
				（2）窄口奶瓶	1个
				（3）防胀气奶瓶	1个
				（4）奶粉盒	1套
				（5）谐奶器	1个
				（6）电动吸奶器	1个
				（7）电动搅奶器	1个
				（8）消毒柜	1个
	3．实际训练类	3.1 喂养	3.1.1 配方奶粉喂养教具	（1）160 mL奶瓶	20个
				（2）240 mL奶瓶	20个
				（3）大号奶瓶刷	20个
				（4）小号奶瓶刷	20个
				（5）暖水壶	20个
				（6）温奶器	20个

续表

类别			名称	数量
硬件设备	3. 实际训练类	3.1 喂养	3.1.2 母乳喂养教具	(1) 乳房模型	10 个

				名称	数量
硬件设备	3. 实际训练类	3.1 喂养	3.1.2 母乳喂养教具	(1) 乳房模型	10 个
				(2) 乳头矫正器	10 个
				(3) 手动吸奶器	10 个
			3.1.3 辅食制作类教具	(1) 辅食料理机	5 台
				(2) 辅食研磨器	10 个
				(3) 婴幼儿餐具	20 套
				(4) 婴幼儿餐桌椅	2 套
				(5) 烤箱	4 台
				(6) 榨汁机	4 台
				(7) 流动水源	
		3.2 婴幼儿保健及护理	3.2.1 沐浴类教具	(1) 浴盆	20 个
				(2) 浴架	20 个
				(3) 水温计	20 个
				(4) 大浴巾	20 条
				(5) 水盆	20 个
			3.2.2 护理类教具	(1) 指甲剪	20 个
				(2) 正方形尿布	20 条
				(3) 长方形尿布	20 条
				(4) 手帕	20 条
				(5) 口水巾	20 条
				(6) 脐部护理包	20 个
			3.2.3 测量类教具	(1) 体温计	20 个
				(2) 软尺	20 根
				(3) 婴儿体重秤	1 台
				(4) 身长测量床	1 张

续表

	类别		名称	数量
硬件设备	3. 实际训练类	3.3 睡眠及包裹	（1）隔尿垫	20条
			（2）褥子	20套
			（3）婴儿包被（薄）	20条
			（4）婴儿包被（厚）	20条
			（5）婴儿衣裤鞋袜	20套
			（6）大毛巾	20条
		3.4 出行	（1）婴儿车	1辆
			（2）妈妈包	1个
		3.5 早教	（1）爬行垫	1个
			（2）早教教具	20套
			（3）绘本	若干
基础耗材	1. 婴幼儿日常用品		（1）婴幼儿沐浴露	20瓶
			（2）婴幼儿洗发水	20瓶
			（3）婴幼儿爽身粉（凝胶）	20盒
			（4）护臀霜	20盒
			（5）润肤油	20瓶
			（6）纸尿裤	20个
	2. 婴幼儿保健及护理用品		（1）碘伏	20瓶
			（2）酒精（75%）	20瓶
			（3）婴幼儿滴眼耳鼻药	20份
			（4）大头棉签	20份
			（5）小头棉签	20份
			（6）抚触油	20瓶
			（7）纱布	20份
			（8）棉球	20份

续表

类别		名称	数量
基础耗材	2. 婴幼儿保健及护理用品	（9）退热贴	20个
		（10）婴幼儿开塞露	20个
		（11）制霉菌素片	20份
		（12）鱼肝油	20份
	3. 教育用具	（1）蜡笔	20套
		（2）水彩笔	20套
		（3）绘图纸	20张
		（4）彩纸	20张
	4. 监测用具	（1）辅食添加记录本	20个
		（2）作息时间计划表	20张
		（3）身体指标记录本	20个
其他用品和材料	其他用品和材料	（1）育婴员工作服	20套
		（2）教师操作台	1个
		（3）学员操作台（可容纳20人）	1个
		（4）婴幼儿用品展柜	1个
		（5）婴幼儿护理模拟人（含心肺复苏、气管呛咳急救、开塞露使用等教学功能）	1个

3）高级

类别		名称	数量
硬件设备	1. 基础类	（1）婴儿软体模型	20个
	2. 展示类	（1）宽口奶瓶	1个
		（2）窄口奶瓶	1个
		（3）防胀气奶瓶	1个
		（4）奶粉盒	1套

续表

类别			名称	数量
硬件设备	2．展示类		（5）调奶器	1个
			（6）电动吸奶器	1个
			（7）电动搅奶器	1个
	3．实际训练类	3.1 喂养	3.1.1 配方奶粉喂养教具 （1）160 mL奶瓶	20个
			（2）240 mL奶瓶	20个
			（3）大号奶瓶刷	20个
			（4）小号奶瓶刷	20个
			（5）暖水壶	20个
			（6）温奶器	20个
			3.1.2 母乳喂养教具 （1）乳房模型	10个
			（2）乳头矫正器	10个
			（3）手动吸奶器	10个
			3.1.3 辅食制作类教具 （1）辅食料理机	5台
			（2）辅食研磨器	10个
			（3）婴幼儿餐具	20套
			（4）电子打蛋器	10个
			（5）食物用电子秤	4台
			（6）面板	20个
			（7）奶锅	1个
			（8）平底锅	1个
			（9）婴幼儿餐桌椅	2套
			（10）烤箱	4台
			（11）榨汁机	4台
			（12）流动水源	

续表

类别			名称	数量
硬件设备	3. 实际训练类	3.2 婴幼儿保健及护理	3.2.1 沐浴类教具	(1) 浴盆	20个
			(2) 浴架	20个
			(3) 水温计	20个
			(4) 大浴巾	20条
			(5) 水盆	20个
		3.2.2 护理类教具	(1) 指甲剪	20个
			(2) 正方形尿布	20条
			(3) 长方形尿布	20条
			(4) 手帕	20条
			(5) 口水巾	20条
			(6) 脐部护理包	20个
			(7) 骨折夹	20套
		3.2.3 测量类教具	(1) 体温计	20个
			(2) 软尺	20根
			(3) 婴儿体重秤	1台
	3.3 睡眠及包裹		(1) 隔尿垫	20条
			(2) 褥子	20套
			(3) 婴儿包被（薄）	20条
			(4) 婴儿包被（厚）	20条
			(5) 婴儿衣裤鞋袜	20套
			(6) 大毛巾	20条
	3.4 出行		(1) 婴儿车	1辆
			(2) 妈妈包	1个
	3.5 早教		(1) 爬行垫	1个
			(2) 早教教具	20套
			(3) 绘本	若干

续表

类别		名称	数量
基础耗材	1. 婴幼儿日常用品	（1）婴幼儿沐浴露	20瓶
		（2）婴幼儿洗发水	20瓶
		（3）婴幼儿爽身粉（凝胶）	20盒
		（4）护臀霜	20盒
		（5）润肤油	20瓶
		（6）纸尿裤	20个
	2. 婴幼儿保健及护理用品	（1）碘伏	20瓶
		（2）酒精（75%）	20瓶
		（3）婴幼儿滴眼耳鼻药	20份
		（4）大头棉签	20份
		（5）小头棉签	20份
		（6）抚触油	20瓶
		（7）纱布	20份
		（8）棉球	20份
		（9）退热贴	20个
		（10）婴幼儿开塞露	20个
		（11）制霉菌素片	20份
		（12）鱼肝油	20份
	3. 教育用具	（1）蜡笔	20套
		（2）水彩笔	20套
		（3）绘图纸	20张
		（4）彩纸	20张
	4. 监测用具	（1）辅食添加记录本	20个
		（2）作息时间计划表	20张
		（3）身体指标记录本	20个

续表

类别		名称	数量
其他用品和材料	其他用品和材料	（1）育婴员工作服	20套
		（2）教师操作台	1个
		（3）学员操作台（可容纳20人）	1个
		（4）婴幼儿用品展柜	1个
		（5）婴幼儿护理模拟人（含心肺复苏、气管呛咳急救、开塞露使用等教学功能）	1个

1.3.3　教学资料配备要求

（1）培训规范：《育婴员国家职业技能标准》《育婴员职业基本素质培训要求》《育婴员职业技能培训要求》《育婴员职业基本素质培训课程规范》《育婴员职业技能培训课程规范》《育婴员职业基本素质培训考核规范》《育婴员职业技能培训理论知识考核规范》《育婴员职业技能培训操作技能考核规范》。

（2）教学资源、教材教辅、网络资源等内容必须符合"（1）培训规范"。

1.3.4　管理人员配备要求

（1）专职校长：1人，应具有大专及以上文化程度、中级及以上专业技术职务任职资格，从事职业技术教育及教学管理5年以上，熟悉职业培训的有关法律法规。

（2）教学管理人员：1人以上，专职不少于1人；应具有大专及以上文化程度、中级及以上专业技术职务任职资格，从事职业技术教育及教学管理5年以上，具有丰富的教学管理经验。

（3）教务管理人员：1人以上，应具有大专及以上文化程度。

（4）财务人员：2人，应具有大专及以上文化程度。

1.3.5　管理制度要求

应建立健全完备的管理制度，包括办学章程与发展规划、教学管理、教师管理、学员管理、财务管理、设备管理、安全管理等制度。

2 课程包

2.1 培训要求

2.1.1 职业基本素质培训要求

职业基本素质模块	培训内容	培训细目
1. 职业认知与职业道德	1-1 职业概述	(1) 育婴行业简介 (2) 育婴员的工作内容
	1-2 职业道德基本知识	(1) "四德"建设的主要内容 (2) 社会主义核心价值观 (3) 职业道德修养 (4) 育婴员职业道德规范
	1-3 职业守则	(1) 职业守则
2. 婴幼儿生长发育基础知识	2-1 婴幼儿生理发育基础知识	(1) 生长发育基本规律 (2) 婴幼儿年龄分期及各期特点 (3) 婴幼儿解剖及生理特点 (4) 生长发育的测量指标
	2-2 婴幼儿心理发育基础知识	(1) 婴幼儿心理发展的一般特征 (2) 婴幼儿心理发展特点 (3) 婴幼儿心理发展常见问题
	2-3 婴幼儿教育基础知识	(1) 婴幼儿教育概述 (2) 婴幼儿教育的基本规律和特点 (3) 婴幼儿教育的主要内容 (4) 婴幼儿教育原则和方法 (5) 婴幼儿教育的常见问题
3. 婴幼儿日常生活照料和护理基础知识	3-1 婴幼儿营养基础知识	(1) 营养素及营养成分概述 (2) 能量及营养素 (3) 婴幼儿喂养指南
	3-2 食品安全与管理	(1) 食品安全与管理
	3-3 计划免疫与预防接种基础知识	(1) 计划免疫与预防接种概述 (2) 预防接种内容 (3) 预防接种的禁忌证、注意事项和护理
	3-4 婴幼儿保健与护理基础知识	(1) 婴幼儿生活照料基础知识 (2) 婴幼儿常见症状与疾病护理基础 (3) 婴幼儿常用药品基础知识

续表

职业基本素质模块	培训内容	培训细目
4. 安全工作常识	4-1 家用电器安全操作	(1) 常见家用电器安全操作 (2) 家庭用电安全
	4-2 安全防火知识	(1) 火灾的处理流程
	4-3 交通安全	(1) 婴儿交通安全常识 (2) 婴幼儿交通安全相关产品的选择
	4-4 防拐防走失	(1) 防拐防走失的注意事项
5. 相关法律法规知识	5-1 相关法律法规知识	(1)《中华人民共和国劳动法》相关知识 (2)《中华人民共和国劳动合同法》相关知识 (3)《中华人民共和国妇女权益保障法》相关知识 (4)《中华人民共和国母婴保健法》相关知识 (5)《中华人民共和国未成年人保护法》相关知识 (6)《中华人民共和国食品卫生法》相关知识 (7)《中华人民共和国教育法》相关知识

2.1.2 初级职业技能培训要求

职业功能模块	培训内容	技能目标	培训细目
1. 生活照料	1-1 婴幼儿喂养	1-1-1 能指导母乳喂养	(1) 母乳喂养的特点 (2) 促进母乳喂养成功的措施 (3) 母乳喂养的评估 (4) 常见哺乳期乳房问题的指导 (5) 部分母乳喂养的方法
		1-1-2 能为婴幼儿进行配方奶喂养	(1) 配方奶喂养方法 (2) 奶粉的种类与选择 (3) 给婴儿饮水的方法 (4) 奶瓶、奶嘴的分类 (5) 用奶瓶喂奶的方法 (6) 奶瓶清洗、消毒的方法 (7) 温奶的方法
		1-1-3 能进行婴儿溢奶的预防和处理	(1) 婴儿溢奶的预防和处理 (2) 呛奶后的急救方法 (3) 情况特殊的婴儿吐奶溢奶的照料与护理方法

续表

职业功能模块	培训内容	技能目标	培训细目
1. 生活照料	1-1 婴幼儿喂养	1-1-4 能正确添加辅食	(1) 添加食物的方法 (2) 制作婴儿泥糊状食物 (3) 喂食泥糊状食物 (4) 制作蔬果汁 (5) 蔬果汁添加月龄及添加方法 (6) 常见辅食添加问题
		1-1-5 能制作婴幼儿菜肴	(1) 婴幼儿菜肴制作 (2) 婴幼儿膳食安排
	1-2 照料婴幼儿盥洗	1-2-1 能清洁五官及修剪指甲	(1) 眼部清洁 (2) 耳朵清洁 (3) 鼻部清洁 (4) 口腔清洁 (5) 牙齿清洁 (6) 指（趾）甲修剪
		1-2-2 能为婴幼儿洗脸、洗头、洗臀部	(1) 脸部清洗 (2) 头部清洗 (3) 臀部清洗
		1-2-3 能进行擦浴、沐浴	(1) 擦浴 (2) 沐浴
	1-3 照料婴幼儿睡眠	1-3-1 能安置婴幼儿睡眠床	(1) 婴幼儿寝具的配置 (2) 婴幼儿床单、枕套、被套的整理
		1-3-2 能安抚婴幼儿睡眠	(1) 婴幼儿入睡的安抚 (2) 婴幼儿睡眠照护 (3) 婴幼儿良好睡眠环境的营造
	1-4 照料婴幼儿排便	1-4-1 能帮助婴幼儿排便	(1) 婴幼儿二便的护理 (2) 婴幼儿的大小便规律的掌握 (3) 良好的大小便行为的培养
		1-4-2 能为婴幼儿进行便后清洁	(1) 婴幼儿的便后清洁
		1-4-3 能为婴幼儿更换尿布	(1) 婴幼儿合适尿布的选择 (2) 婴幼儿尿布的更换

续表

职业功能模块	培训内容	技能目标	培训细目
1．生活照料	1-5 照料婴幼儿出行	1-5-1 能为婴幼儿选择、更换合适的衣服和鞋袜	(1) 婴幼儿衣服选择 (2) 婴幼儿鞋袜选择 (3) 更换衣物
		1-5-2 正确包裹婴儿	(1) 婴儿室内包裹方法 (2) 婴儿室外包裹方法
		1-5-3 能正确背、抱婴儿	(1) 抱婴幼儿的各种姿势及操作
		1-5-4 能正确使用婴儿背抱产品	(1) 正确使用婴儿背抱产品
		1-5-5 能为婴幼儿准备出行的食品、衣物、尿布等用具	(1) 常见物品准备 (2) 不同季节婴幼儿出行的要点 (3) 不同月龄婴幼儿出行的注意事项
		1-5-6 能选择和使用婴幼儿童车	(1) 不同月龄婴幼儿的童车选择 (2) 婴幼儿童车使用
		1-5-7 能正确选择、使用儿童汽车安全座椅	(1) 儿童汽车安全座椅选择 (2) 儿童汽车安全座椅使用
	1-6 环境与物品清洁	1-6-1 能配制常见化学消毒剂	(1) 常见化学消毒剂配制 (2) 环境物体表面消毒
		1-6-2 能清洁消毒空气	(1) 空气清洁消毒
		1-6-3 能进行室内清洁、消毒	(1) 室内清洁、消毒
		1-6-4 能清洁、消毒婴幼儿餐具、毛巾、衣物	(1) 婴幼儿餐具、毛巾、衣物的清洁、消毒
		1-6-5 能采用适宜的方法清洁、消毒不同材质的婴幼儿玩具和图书	(1) 清洁、消毒各种材质的玩具 (2) 清洁、消毒图书
		1-6-6 能清洁、消毒婴幼儿尿布、便器	(1) 清洁、消毒婴幼儿尿布 (2) 清洁、消毒婴幼儿便器

续表

职业功能模块	培训内容	技能目标	培训细目
2. 保健与护理	2-1 三浴锻炼与抚触	2-1-1 能为婴幼儿进行空气浴锻炼	(1) 婴幼儿空气浴的锻炼
		2-1-2 能为婴幼儿进行日光浴锻炼	(1) 婴幼儿日光浴的锻炼
		2-1-3 能为婴幼儿进行水浴锻炼	(1) 婴幼儿水浴的锻炼
		2-1-4 能为婴幼儿进行全身抚触	(1) 婴幼儿抚触方法
	2-2 常见症状护理	2-2-1 能观察婴幼儿发热情况	(1) 婴幼儿体温的评估 (2) 体温计种类的识别 (3) 婴幼儿腋下体温和肛门体温的测量
		2-2-2 能进行婴幼儿体温测量	
		2-2-3 能照顾婴幼儿就医	(1) 药物种类的识别 (2) 液态和固态药物的备用 (3) 患儿内服药的使用方法 (4) 患儿外用药的使用方法 (5) 带婴幼儿就医的准备工作
		2-2-4 能为患儿用药	
	2-3 意外伤害处理	2-3-1 能进行表皮擦伤的初步判断及初步处理	(1) 表皮擦伤的初步判断 (2) 表皮擦伤的初步处理
		2-3-2 能进行四肢扭伤的初步判断及初步处理	(1) 四肢扭伤的初步判断 (2) 四肢扭伤的初步处理
		2-3-3 能进行皮下血肿的初步判断及初步处理	(1) 皮下血肿的初步判断 (2) 皮下血肿的初步护理
		2-3-4 能进行蚊虫叮、蜇、咬的初步判断及初步处理	(1) 蚊虫叮、蜇、咬的初步判断 (2) 蚊虫叮、蜇、咬的初步处理
3. 教育实施	3-1 训练婴幼儿动作能力	3-1-1 能为婴幼儿进行抬头、翻身的游戏	(1) 抬头、翻身的训练
		3-1-2 能为婴幼儿进行坐、爬的游戏	(1) 坐、爬的训练

续表

职业功能模块	培训内容	技能目标	培训细目
3. 教育实施	3-1 训练婴幼儿动作能力	3-1-3 能为婴幼儿进行站立、行走的游戏	(1) 站、行走的训练
		3-1-4 能为婴幼儿进行跑、跳的游戏	(1) 跑、跳的训练
		3-1-5 能为婴幼儿进行被动抓握游戏	(1) 手掌、手指肌肉力量锻炼及配合
		3-1-6 能为婴幼儿进行用手取物入口、传手的游戏	(1) 基本操作物品（摇、拍、敲）的游戏
		3-1-7 能为婴幼儿进行手的功能及两手配合的游戏	(1) 手的精细化探索游戏
		3-1-8 能为婴幼儿进行单个手指灵活性及手指配合操作的游戏	(1) 二指捏游戏
		3-1-9 能为婴幼儿进行双手使用物品熟练化的游戏	(1) 双手熟练使用物品游戏
		3-1-10 能为婴幼儿进行复杂工具使用的游戏	(1) 捏、挤、拧、拼、穿、摁、扯，以及双手配合游戏
	3-2 训练婴幼儿听和说能力	3-2-1 能与婴幼儿一起玩指认游戏	(1) 语言的训练方法 (2) 听话、说话、指认游戏活动指导
		3-2-2 能为婴幼儿讲故事	
		3-2-3 能为婴幼儿念儿歌、童谣	
	3-3 指导婴幼儿认知活动	3-3-1 能与婴幼儿一起玩触摸、听觉、视觉游戏	(1) 婴幼儿认知学习活动的环境设置要求 (2) 婴幼儿认知概述 (3) 婴幼儿认知发展指导和训练方法

2.1.3 中级职业技能培训要求

职业功能模块	培训内容	技能目标	培训细目
1. 生活照料	1-1 食品制作	1-1-1 能制作各种婴幼儿点心	（1）婴幼儿点心制作
		1-1-2 能制作多种婴幼儿粥品	（1）婴幼儿粥品制作
		1-1-3 能制作多种婴幼儿面食	（1）婴幼儿面食制作
		1-1-4 能为婴幼儿制作各种肉类食物	（1）婴幼儿多种肉类食物制作
		1-1-5 能为婴幼儿制作各种青菜类食物	（1）婴幼儿菜品制作
		1-1-6 能为婴幼儿做一日膳食安排	（1）婴幼儿一日膳食安排原则 （2）编制食谱的步骤和注意事项 （3）编制食谱必选食物种类
		1-1-7 能为0～6个月婴幼儿做一日膳食安排	（1）母乳喂养 （2）配方奶喂养
		1-1-8 能为7～12个月婴幼儿做一日膳食安排	（1）7～12个月婴儿一日膳食制作
		1-1-9 能为13～18个月婴幼儿做一日膳食安排	（1）13～18个月婴儿一日膳食制作
		1-1-10 能为19～24个月婴幼儿做一日膳食安排	（1）19～24个月婴幼儿一日膳食制作
		1-1-11 能为25～36个月婴幼儿做一日膳食安排	（1）25～36个月婴幼儿一日膳食制作
	1-2 作息安排与习惯培养	1-2-1 能制定7～36个月婴幼儿的作息表	（1）7～12个月婴幼儿的一日作息表的制定和调整 （2）13～18个月婴幼儿的一日作息表的制定和调整 （3）19～24个月婴幼儿的一日作息表的制定和调整

续表

职业功能模块	培训内容	技能目标	培训细目
1．生活照料	1-2 作息安排与习惯培养	1-2-1 能制定7～36个月婴幼儿的作息表	（4）25～36个月婴幼儿的一日作息表的制定和调整
		1-2-2 能培养婴幼儿习惯	（1）培养婴幼儿用餐习惯 （2）培养婴幼儿入睡习惯 （3）培养婴幼儿排便习惯
		1-2-3 能教婴幼儿掌握洗手的方法	（1）教婴幼儿掌握洗手的方法
		1-2-4 能教婴幼儿掌握刷牙的方法	（1）教婴幼儿掌握刷牙的方法
2．保健与护理	2-1 生长监测和发育评价	2-1-1 能进行婴幼儿体重的测量	（1）婴幼儿体格发育的相关知识 （2）正常体重的评估
		2-1-2 能进行婴幼儿身长（高）的测量	（1）正常身长（高）的评估
		2-1-3 能进行婴幼儿头围、前囟的测量	（1）正常头围、前囟的评估
		2-1-4 能进行婴幼儿胸围的测量	（1）正常胸围的评估 （2）其他体格指标的评估
	2-2 常见症状和疾病护理	2-2-1 能对发热婴幼儿进行护理	（1）婴幼儿发热的症状 （2）物理降温
		2-2-2 能对便秘婴幼儿进行护理	（1）便秘原因和症状 （2）便秘的护理
		2-2-3 能对婴幼儿鹅口疮进行护理	（1）婴幼儿鹅口疮的护理
		2-2-4 能对婴幼儿尿布性皮炎进行护理	（1）尿布性皮炎的护理
		2-2-5 能对新生儿脐炎进行护理	（1）新生儿脐炎的护理
		2-2-6 能对婴幼儿湿疹进行护理	（1）湿疹的护理
	2-3 意外伤害的预防与处理	2-3-1 能查找并处理婴幼儿生活环境中的安全隐患	（1）居家安全知识 （2）户外安全知识
		2-3-2 能对婴幼儿进行心肺复苏	（1）与急救中心联系 （2）口对口人工呼吸 （3）胸外心脏按压术

续表

职业功能模块	培训内容	技能目标	培训细目
2．保健与护理	2-3 意外伤害的预防与处理	2-3-3 能对发生气管异物情况的婴幼儿进行急救处理	（1）气管异物急救措施 （2）气管异物预防措施
		2-3-4 能对被宠物咬伤、抓伤的婴幼儿进行初步处理	（1）伤口处理 （2）注射狂犬疫苗
3．教育实施	3-1 训练婴幼儿动作能力	3-1-1 能为婴儿做被动操	（1）婴幼儿被动操训练的意义 （2）婴幼儿被动操训练的要求和注意事项 （3）婴幼儿被动操训练方法
		3-1-2 能为婴幼儿做主动操	（1）婴幼儿主动操训练的意义 （2）婴幼儿主动操训练的要求和注意事项 （3）婴幼儿主动操训练方法
		3-1-3 能为婴幼儿做模仿操	（1）婴幼儿模仿操训练的意义 （2）婴幼儿模仿操训练的要求和注意事项 （3）婴幼儿模仿操训练方法
		3-1-4 能为婴幼儿做手指操	（1）婴幼儿手指操训练的意义 （2）婴幼儿手指操训练的要求和注意事项 （3）婴幼儿手指操训练方法
	3-2 训练婴幼儿听和说能力	3-2-1 能为婴幼儿选择发展听和说能力的绘本或图片	（1）创设婴幼儿图书和图片活动的语言环境方法
		3-2-2 能为婴幼儿选择发展听和说能力的有声读物	（1）为婴幼儿选择发展听和说能力的有声读物
		3-2-3 能为婴幼儿选择发展听和说能力的游戏	（1）为婴幼儿选择发展听和说能力的游戏
		3-2-4 能与婴幼儿一起玩节律游戏	（1）与婴幼儿一起玩节律游戏
	3-3 指导婴幼儿认知活动	3-3-1 能陪伴婴幼儿玩分类、配对、排序、数的游戏	（1）婴幼儿认知游戏的要求与注意事项

续表

职业功能模块	培训内容	技能目标	培训细目
3．教育实施	3-3 指导婴幼儿认知活动	3-3-2 能陪伴婴幼儿玩艺术表现游戏	（1）婴幼儿艺术游戏的作用与注意事项
	3-4 培养婴幼儿情绪、情感与社会性行为	3-4-1 能识别和应对婴幼儿基本情绪的表达	（1）识别和应对婴幼儿基本情绪的表达
		3-4-2 能进行促进婴幼儿社会性发展的游戏	（1）婴幼儿社会性发展游戏的方法

2.1.4 高级职业技能培训要求

职业功能模块	培训内容	技能目标	培训细目
1．生活照料	1-1 食谱编制	1-1-1 能掌握编制食谱的方法	（1）编制食谱的步骤和注意事项 （2）编制食谱的原则
		1-1-2 能编制7～12个月婴幼儿一周食谱	（1）编制7～12个月婴幼儿一周食谱要领
		1-1-3 能编制13～18个月婴幼儿一周食谱	（1）编制13～18个月婴幼儿一周食谱要领
		1-1-4 能编制19～24个月婴幼儿一周食谱	（1）编制19～24个月婴幼儿一周食谱要领
		1-1-5 能编制25～36个月婴幼儿一周食谱	（1）编制25～36个月婴幼儿一周食谱要领
	1-2 预防与消毒	1-2-1 能进行婴幼儿生活环境的预防性消毒	（1）预防与消毒 （2）不同传染病消毒及隔离
		1-2-2 能对患传染病婴幼儿的衣服、被褥进行消毒	

续表

职业功能模块	培训内容	技能目标	培训细目
1. 生活照料	1-2 预防与消毒	1-2-3 能对患传染病婴幼儿的便器进行消毒	（1）预防与消毒 （2）不同传染病消毒及隔离
		1-2-4 能对患消化道传染病婴幼儿的排泄物进行处理	
2. 保健与护理	2-1 常见症状与疾病护理	2-1-1 能护理患呼吸道疾病的婴幼儿	（1）婴幼儿呼吸道疾病的症状及护理 （2）家庭擦浴的操作
		2-1-2 能护理高热惊厥的婴幼儿	（1）高热惊厥判断 （2）高热惊厥的急救处理 （3）高热惊厥后的护理
		2-1-3 能护理呕吐、腹泻的婴幼儿	（1）婴幼儿呕吐、腹泻的症状 （2）婴幼儿呕吐、腹泻的护理
		2-1-4 能护理早产儿	（1）防止感染，注意保暖 （2）悉心喂养，呵护提醒
	2-2 意外伤害的预防与处理	2-2-1 能初步处理婴幼儿骨折	（1）骨折初步判断 （2）骨折后的固定和护理
		2-2-2 能救助溺水婴幼儿	（1）溺水婴幼儿的初步急救
		2-2-3 能救助触电婴幼儿	（1）触电婴幼儿的初步急救
		2-2-4 能初步处理婴幼儿烫伤	（1）烫伤婴幼儿的初步急救
3. 教育实施	3-1 训练婴幼儿动作能力	3-1-1 能根据婴幼儿年龄段，对婴幼儿粗大动作的发展进行指导和训练	（1）指导和训练婴幼儿粗大动作的发展
		3-1-2 能为婴幼儿创设和改编粗大动作游戏	（1）创设和改编婴幼儿粗大动作游戏
		3-1-3 能为婴幼儿创设和改编精细动作游戏	（1）创设和改编婴幼儿精细动作游戏
		3-1-4 能创设情境训练婴幼儿精细动作	（1）创设情境训练婴幼儿精细动作
		3-1-5 能观察、分析和记录婴幼儿动作能力	（1）观察、分析和记录婴幼儿动作能力

续表

职业功能模块	培训内容	技能目标	培训细目
3．教育实施	3-2 训练婴幼儿听和说能力	3-2-1 能针对婴幼儿发展水平选择、改编听和说的游戏	（1）选择、改编婴幼儿听和说游戏的原则 （2）选择、改编婴幼儿听和说游戏的方法
		3-2-2 能创设情境训练婴幼儿听和说的能力	（1）利用生活环境和设施训练婴幼儿听和说
		3-2-3 能观察、分析和记录婴幼儿听和说的行为	（1）观察、分析和记录婴幼儿听和说的行为要点
		3-2-4 能为婴幼儿进行阅读活动	（1）婴幼儿阅读活动指导方法
	3-3 指导婴幼儿认知活动	3-3-1 能针对婴幼儿认知发展水平选择和改编认知游戏	（1）选择、改编婴幼儿认知能力游戏
		3-3-2 能创设情境训练婴幼儿认知能力	（1）利用生活环境和设施训练婴幼儿认知能力
		3-3-3 能观察、分析和记录婴幼儿认知能力	（1）观察、分析和记录婴幼儿认知能力
	3-4 培养婴幼儿情绪、情感与社会性行为	3-4-1 能观察、记录、分析和培养婴幼儿情绪	（1）婴幼儿情绪的观察、记录、分析 （2）婴幼儿情绪的培养
		3-4-2 能观察、记录、分析和培养婴幼儿社会性行为发展	（1）对婴幼儿社会性行为发展进行观察、记录、分析 （2）培养婴幼儿社会性行为
		3-4-3 能创设婴幼儿情绪、社会性游戏活动和环境	（1）婴幼儿情绪、社会性游戏活动的设计 （2）婴幼儿情绪、社会性游戏活动环境的创设
	3-5 评价	3-5-1 能评价婴幼儿各领域和整体发展水平	（1）婴幼儿各领域一般发展水平评价 （2）婴幼儿整体发展水平评价
		3-5-2 能观察、记录、分析、评价婴幼儿个体	（1）对婴幼儿个体进行观察、记录、分析、评价
		3-5-3 能评价婴幼儿气质	（1）对婴幼儿气质进行评价
		3-5-4 能有效实施个别化教学	（1）个别化教学的实施

续表

职业功能模块	培训内容	技能目标	培训细目
4. 指导与培训	4-1 指导	4-1-1 能分析家长教养中存在的问题	(1) 分析并指导家长教养中存在的问题
		4-1-2 能指导和解决初、中级育婴员在工作中存在的问题	(1) 指导和解决初、中级育婴员在工作中存在的问题
	4-2 培训	4-2-1 能制订培训计划	(1) 培训计划的编制
		4-2-2 能组织、实施初、中级育婴员的培训	(1) 组织、实施初、中级育婴员的培训
		4-2-3 能开发与利用培训资源	(1) 开发与利用培训资源

2.2 课程规范

2.2.1 职业基本素质培训课程规范

模块	课程	学习单元	课程内容	培训建议	课堂学时
1. 职业认知与职业道德	1-1 职业概述	(1) 职业认知	1) 育婴行业概述 ①职业定义 ②职业简介 2) 育婴员的工作内容 3) 基本礼仪 4) 沟通技巧	(1) 方法：讲授法、案例教学法 (2) 重点与难点：职业定义	1
	1-2 职业道德基本知识	(1) 道德与职业道德	1) 道德 ①道德的含义 ②维持道德的依据 ③公民道德规范 ④社会主义核心价值观	(1) 方法：讲授法、案例教学法 (2) 重点与难点：职业道德	1

续表

模块	课程	学习单元	课程内容	培训建议	课堂学时
1. 职业认知与职业道德	1-2 职业道德基本知识	（1）道德与职业道德	2）职业道德 ①职业道德的概念 ②各行业共同的道德内容 ③服务态度、服务质量、职业道德三者的关系 ④加强职业道德修养		
			3）育婴员的职业道德规范		
	1-3 职业守则	（1）职业守则	1）热爱儿童，爱岗敬业 2）诚信服务，善于沟通 3）勤奋好学，钻研业务	（1）方法：讲授法、案例教学法 （2）重点与难点：职业守则	1
2. 婴幼儿生长发育基础知识	2-1 婴幼儿生理发育基础知识	（1）婴幼儿生长发育的规律	1）婴幼儿年龄阶段的划分 2）生长发育的基本规律 ①生长发育的连续性和阶段性 ②各系统器官发育的不平衡性 ③生长发育的一般规律 ④生长发育的个体差异 3）影响生长发育的因素 ①遗传因素 ②环境因素（营养、孕母情况、生活环境、疾病）	（1）方法：讲授法 （2）重点：生长发育的基本规律、年龄分段及特点 （3）难点：各年龄段分段、不同分段的特点	1
		（2）婴幼儿解剖及生理特点	1）消化系统解剖生理特点 2）呼吸系统解剖生理特点 3）循环系统解剖生理特点 4）泌尿系统解剖生理特点 5）造血和血常规特点 6）神经系统解剖生理特点	（1）方法：讲授法、演示法 （2）重点：婴幼儿消化、神经、运动系统解剖生理特点	2

续表

模块	课程	学习单元	课程内容	培训建议	课堂学时
2. 婴幼儿生长发育基础知识	2-1 婴幼儿生理发育基础知识	（2）婴幼儿解剖及生理特点	7）运动系统解剖生理特点		
			8）生殖系统解剖生理特点		
			9）内分泌系统概况		
		（3）婴幼儿生长发育的测量指标	1）体重的增长特点	（1）方法：讲授法、实训法 （2）重点：体格生长常用指标	2
			2）身长（高）的增长特点		
			3）头围的增长特点		
			4）胸围的增长特点		
			5）上臂围的增长特点		
			6）坐高的增长特点		
	2-2 婴幼儿心理发育基础知识	（1）婴幼儿心理发展的一般特征	1）发展的连续性及年龄阶段性	（1）方法：讲授法、案例教学法 （2）重点：婴幼儿心理发展是整个儿童心理发展的早期阶段 （3）难点：婴幼儿心理发展年龄阶段的稳定性和可塑性	1
			2）婴幼儿心理发展阶段的稳定性和可塑性		
			3）婴幼儿心理发展是整个儿童心理发展的早期阶段		
		（2）婴幼儿心理发展特点	1）感知觉能力的发展	（1）方法：讲授法、案例教学法 （2）重点：感知觉能力、思维能力、自我意识、情绪情感、语言能力、动作能力 （3）难点：意志力、想象力、气质特征	2
			2）记忆能力的发展		
			3）思维能力的发展		
			4）想象能力的发展		
			5）注意特性的变化		
			6）人际交往关系的发展变化		
			7）自我意识的发展		
			8）情绪和情感的发展		
			9）意志力的发展		
			10）气质特征		
			11）言语的发展		
			12）动作能力的发展		

续表

模块	课程	学习单元	课程内容	培训建议	课堂学时
2．婴幼儿生长发育基础知识	2-2 婴幼儿心理发育基础知识	（3）婴幼儿心理发展常见问题	1）易怒，滥发脾气 2）胆小退缩 3）说谎 4）攻击行为与破坏行为 5）口吃 6）不良行为习惯	（1）方法：讲授法、案例教学法 （2）重点：易怒、滥发脾气，胆小退缩，攻击行为与破坏行为 （3）难点：说谎，不良行为习惯	2
	2-3 婴幼儿教育基础知识	（1）婴幼儿教育基础和教育的基本规律、特点	1）婴幼儿教育基础 ①婴幼儿教育的含义 ②婴幼儿教育的重要意义 2）婴幼儿教育的基本规律和特点 ①通过感官进行学习 ②会主动进行学习 ③注意力不集中 ④需要反复教育	（1）方法：讲授法 （2）重点：教育的生理意义，通过感官进行学习 （3）难点：教育的心理意义，需要反复教育	1
		（2）婴幼儿教育的主要内容	1）动作能力 2）听和说能力 3）认知能力 4）社会性行为和情绪情感 5）人格发展 6）艺术感受力	（1）方法：讲授法 （2）重点：动作能力，听和说能力，认知能力 （3）难点：社会性行为和情绪情感、人格发展	1
		（3）婴幼儿教育原则和方法	1）婴幼儿教育原则 ①尊重婴幼儿发展权利 ②促进婴幼儿全面和谐发展 ③以情感体验为主体 ④保教并重 ⑤关注个体差异，促进婴幼儿个体发展 2）婴幼儿教育方法 ①观察法 ②练习法 ③积极鼓励法 ④游戏法 ⑤实践法	（1）方法：讲授法 （2）重点：尊重婴幼儿发展权利的原则，观察法、练习法、游戏法、积极鼓励法、实践法 （3）难点：关注个体差异，促进婴幼儿个体发展的原则，积极鼓励法、实践法	1

续表

模块	课程	学习单元	课程内容	培训建议	课堂学时
2. 婴幼儿生长发育基础知识	2-3 婴幼儿教育基础知识	（4）婴幼儿教育的常见问题	1）恋物 2）感觉统合失调 3）社交敏感症 4）爱哭闹 5）分离焦虑	（1）方法：讲授法 （2）重点与难点：感觉统合失调，注意力不集中	1
3. 婴幼儿日常生活照料和护理基础知识	3-1 婴幼儿营养基础知识	（1）营养学基础与营养缺乏病	1）营养素 2）营养成分 3）能量 4）蛋白质 5）脂类 6）碳水化合物和膳食纤维 7）矿物质 8）维生素 9）水	（1）方法：讲授法 （2）重点：蛋白质、脂类、矿物质生理功能 （3）难点：矿物质、维生素、水生理功能和缺乏的临床表现，膳食纤维的生理功能	9
		（2）各类食物营养成分	1）谷类 2）蔬菜和水果 3）鱼、禽、肉、蛋等动物性食物 4）乳类、大豆和坚果 5）烹调油和盐 6）营养标签解读	（1）方法：讲授法 （2）重点：各类食物营养特点 （3）难点：婴幼儿纯能量食物的选择	1
		（3）婴幼儿喂养指南	1）0～6月龄婴幼儿喂养指南 2）7～24月龄婴幼儿喂养指南 3）2～3岁学龄前儿童喂养指南	（1）方法：讲授法 （2）重点与难点：不同阶段婴幼儿的喂养指南	3
	3-2 食品安全与管理	（1）食品安全与管理	1）食品安全概述 2）采购婴幼儿食品的安全 3）婴幼儿食物储存、制作的卫生与安全 4）婴幼儿喂养安全	（1）方法：讲授法 （2）重点与难点：婴幼儿食物储存、制作的卫生与安全	2

续表

模块	课程	学习单元	课程内容	培训建议	课堂学时
3.婴幼儿日常生活照料和护理基础知识	3-3 计划免疫与预防接种基础知识	（1）计划免疫与预防接种概述	1）计划免疫与预防接种的概念	（1）方法：讲授法 （2）重点与难点：计划免疫的护理、计划免疫疫苗的种类	1
			2）主动免疫与被动免疫的概念		
		（2）预防接种的内容	1）国家免疫规划疫苗的预防接种	（1）方法：讲授法 （2）重点：预防接种的种类与预防的传染病、预防接种的时间 （3）难点：预防接种的程序	1
			2）国家免疫规划外疫苗的预防接种		
		（3）预防接种的禁忌证、注意事项、护理	1）预防接种的禁忌证	（1）方法：讲授法 （2）重点：预防接种的注意事项和护理 （3）难点：预防接种的禁忌证	1
			2）不宜进行预防接种、暂缓预防接种的情况		
			3）预防接种前的注意事项		
			4）预防接种后的护理		
	3-4 婴幼儿保健与护理基础知识	（1）婴幼儿生活照料基础知识	1）生活照料的基本原则	（1）方法：讲授法 （2）重点与难点：日常照料	1
			2）日常照料（背抱、包裹婴幼儿方法，喂养，三浴锻炼，盥洗，二便培养，睡眠习惯的养成，消毒日常物品，出行准备）		
		（2）婴幼儿常见症状与疾病护理	1）特殊生理状况的护理	（1）方法：讲授法 （2）重点：常见症状的护理 （3）难点：不同传染病的护理	1
			2）常见症状的护理与预防		
			3）常见疾病的护理 ①常见传染病护理与预防（麻疹、流行性腮腺炎、手足口病、甲型病毒性肝炎、乙型病毒性肝炎、水痘、乙脑、细菌性痢疾） ②常见疾病的护理（皮肤过敏、肺炎、肠梗阻等）		

续表

模块	课程	学习单元	课程内容	培训建议	课堂学时
3.婴幼儿日常生活照料和护理基础知识	3-4 婴幼儿保健与护理基础知识	(3)婴幼儿常用药品基础知识	1)婴幼儿常用西药的作用、方法、注意事项 2)婴幼儿常用中药的作用、方法、注意事项	(1)方法：讲授法 (2)重点：常用药物的注意事项 (3)难点：常用药物的作用	1
4.安全工作常识	4-1 家用电器安全操作 4-2 安全防火知识	(1)家用电器使用及消防安全	1)家用电器安全操作 ①家庭用电安全常识 ②常见家用电器简介及操作规范 ③常见母婴电器简介及操作规范 2)安全防火知识 ①安全防火的基本知识 ②火灾的处理流程 ③火灾自救、救助的基本常识	(1)方法：参观法、讲授法、实训法 (2)重点：家庭用电常识、电器的操作规范、安全防护基本知识、火灾处理流程 (3)难点：常见母婴电器简介及操作规范、火灾的处理流程	1
	4-3 交通安全	(1)交通安全	1)婴幼儿交通安全常识 2)婴幼儿交通安全相关产品的选择与使用 ①安全座椅 ②牵引绳 ③反光标志	(1)方法：参观法、实训法、讲授法 (2)重点：交通安全常识 (3)难点：安全产品的选择与应用	1
	4-4 防拐防走失	(1)防拐防走失	1)防拐的注意事项 2)防走失的注意事项	(1)方法：讨论法、案例法、角色扮演法 (2)重点与难点：防拐防走失的注意事项	1
5.相关法律法规知识	5-1 相关法律法规知识	(1)相关法律法规知识	1)《中华人民共和国劳动法》相关知识 ①劳动合同 ②工资 ③劳动安全 2)《中华人民共和国劳动合同法》相关知识 ①劳动合同的形式 ②劳动合同必备条款 ③其他	(1)方法：讲授法、案例教学法 (2)重点与难点：与育婴员工作相关的法律知识	1

模块	课程	学习单元	课程内容	培训建议	课堂学时
5. 相关法律法规知识	5-1 相关法律法规知识	（1）相关法律法规知识	3）《中华人民共和国妇女权益保障法》相关知识 ①相关权利 ②相关权益		
			4）《中华人民共和国母婴保健法》相关知识 ①母婴保健技术服务主要内容 ②婴儿保健 ③母乳喂养		
			5）《中华人民共和国未成年人保护法》相关知识		
			6）《中华人民共和国食品卫生法》相关知识 ①食品卫生 ②食品添加剂卫生		
			7）《中华人民共和国教育法》相关知识		
课堂学时合计					42

2.2.2 初级职业技能培训课程规范

模块	课程	学习单元	课程内容	培训建议	课堂学时
1. 生活照料	1-1 婴幼儿喂养	（1）母乳喂养概述	1）母乳喂养定义 2）母乳喂养的益处 3）婴儿喂养方式 ①母乳喂养（纯母乳喂养、部分母乳喂养） ②人工喂养 4）母乳的分期与成分变化（初乳、过渡乳、成熟乳）	（1）方法：讲授法、演示法、实训法 （2）重点与难点：母乳成分特点，分期的变化，初乳的特点与其对婴儿的意义	1
		（2）母乳喂养初始阶段的指导	1）三早 ①母婴早接触 ②早吸吮 ③早开奶	（1）方法：讲授法、讨论法 （2）重点与难点：顺利开始母乳喂养的关键步骤	2

续表

模块	课程	学习单元	课程内容	培训建议	课堂学时
1.生活照料	1-1 婴幼儿喂养	(2) 母乳喂养初始阶段的指导	2) 按需喂养 ①识别婴儿需要吃母乳时的表现 ②识别母亲乳房的哺乳需要 ③母乳喂养次数和数量的控制		
			3) 母婴同室		
			4) 建立母乳喂养的信心		
		(3) 母亲工作期间的母乳喂养指导	1) 母乳的挤出 ①挤奶环境的选择 ②挤奶的方法 ③吸奶器的使用方法	(1) 方法：讲授法、实物示教法 (2) 重点与难点：教会母亲手挤奶的方法、选择合适的喇叭口	2
			2) 母乳的保存		
			3) 泌乳量的保持方法		
		(4) 常见四种哺乳姿势的操作及适用对象	1) 坐式（搂抱式、交叉搂抱、橄榄球抱）、平躺式、半躺式、侧躺式	(1) 方法：讲授法、演示法、实训法、实物示教法 (2) 重点与难点：特殊情况下平躺式、半躺式哺乳姿势	2
			2) 常用哺乳工具的使用（哺乳枕、靠垫、脚凳、背巾）		
			3) 异常情况的判断（鼻塞、窒息、情绪反应）		
			4) 特殊情况下哺乳姿势选择 ①剖宫产后第一天 ②乳头疼痛 ③婴儿舌系带短 ④双胞胎哺乳		
		(5) 哺乳期乳房保健与部分母乳喂养的方法与技巧	1) 哺乳前乳房的按摩与放松	(1) 方法：讲授法、案例教学法、实训法 (2) 重点与难点：哺乳前后的指导方法、判断母乳量是否充足	1

续表

模块	课程	学习单元	课程内容	培训建议	课堂学时
1. 生活照料	1-1 婴幼儿喂养	（5）哺乳期乳房保健与部分母乳喂养的方法与技巧	2）哺乳内衣的选择：哺乳文胸、哺乳衣、防溢乳垫的使用 3）部分母乳喂养的分类 4）部分母乳喂养的方法 ①补授法 ②代授法 5）部分母乳喂养的要求和注意事项		
		（6）配方奶喂养	1）婴幼儿需要添加配方奶的情况 ①判断母乳不够充足的指标 ②不适于喂母乳的情况 2）混合喂养的方法 ①母乳与配方奶喂养的搭配 ②以母乳喂养为主，配方奶为辅助添加 3）特殊情况下配方奶喂养 ①腹泻 ②便秘 ③乳糖不耐受 4）不同月龄婴幼儿配方奶喂养次数和数量的控制 5）饮水（饮水量、饮水时间） 6）常见配方奶粉的阶段及适用月龄划分（一段、二段、三段） 7）奶粉的调配方法与调配步骤 8）奶粉保存方法	（1）方法：讲授法、案例教学法、实训法 （2）重点与难点：判断添加配方奶的指征，混合喂养过程中配方奶的添加量，治疗性配方奶选择与调配	1

续表

模块	课程	学习单元	课程内容	培训建议	课堂学时
1. 生活照料	1-1 婴幼儿喂养	（7）奶具的分类和使用方法	1）常见奶瓶的种类、材质、容量、功能 2）奶嘴的种类、形状、大小、材质 3）其他奶具 4）用奶瓶喂奶的步骤和要求 5）婴儿拒绝奶瓶、奶嘴情况下的替代方法 6）温奶的方法	（1）方法：讲授法、实训法 （2）重点与难点：奶嘴、奶瓶的清洁，喂奶过程中与婴儿互动与观察，拒绝奶瓶婴儿的喂养方法	2
		（8）婴儿吐奶、溢奶	1）吐奶、溢奶的区分 2）造成哺乳后吐奶、溢奶的原因 3）婴儿吐奶、溢奶的预防方法 4）吐奶、溢奶后的护理 5）情况特殊的吐奶、溢奶的照料与护理 6）呛奶的急救方法	（1）方法：讲授法、演示法、实训法 （2）重点与难点：哺乳后拍嗝方法	2
		（9）辅食添加的概念、时机、原则和要求	1）辅食添加的定义及目的 2）婴儿喂养过程的三阶段 ①液体食物喂养阶段 ②泥糊状食物引入阶段 ③固体食物进食阶段 3）应进行辅食添加的婴儿的指征 4）吸吮和吞咽与咀嚼功能的区别 5）咀嚼功能对婴儿语言能力发育的直接影响	（1）方法：讲授法、演示法、实训法 （2）重点与难点：婴幼儿吸吮—吞咽—咀嚼的发展过程	1

续表

模块	课程	学习单元	课程内容	培训建议	课堂学时
1. 生活照料	1-1 婴幼儿喂养	(9) 辅食添加的概念、时机、原则和要求	6) 婴儿添加泥糊状食物的时间掌握、婴儿添加食物的顺序		
		(10) 食物过敏以及辅食添加常见问题	1) 食物过敏 ①引起婴儿食物过敏的主要原因 ②婴儿过敏表现 ③引起婴儿过敏的食物种类 ④食物过敏原因 ⑤降低婴儿食物过敏的方法 2) 给婴儿添加泥糊状食品时量的掌握 3) 培养良好的进食习惯 4) 常见问题（婴儿拒食、哭闹、呕吐、腹泻、消化不良、皮疹等） 5) 定期检测婴儿生长发育状况	(1) 方法：讲授法、案例教学法 (2) 重点与难点：对食物过敏表现的认知	2
		(11) 婴儿蔬果汁制作	1) 蔬果的选择 2) 蔬果的清洗 3) 蔬果汁的制作工具 4) 蔬果汁添加方法及注意事项 5) 蔬果汁制作及注意事项 ①青菜（叶菜）汁 ②西红柿汁 ③胡萝卜汁 ④苹果汁 ⑤橙汁 ⑥葡萄汁 ⑦蔬果混合汁	(1) 方法：演示法、讲授法、实训法 (2) 重点：蔬菜汁的制作方法	1

续表

模块	课程	学习单元	课程内容	培训建议	课堂学时
1. 生活照料	1-1 婴幼儿喂养	（12）泥糊状食物的分类、制作及喂食方法	1）泥糊状食物的作用 2）泥糊状分类（果泥、菜泥、肉泥） 3）泥糊状食物的添加月龄 4）泥糊状食物制作的方法与步骤 ①添加泥糊状食物的原则 ②添加泥糊状食物的方法，以及喂食的量、时间 ③喂食工具：用勺、杯进食	（1）方法：讲授法、实训法 （2）重点与难点：制作泥糊状食物的流程和给喂方法	2
		（13）婴幼儿平衡膳食	1）婴儿平衡膳食的要求 2）原料选择的原则 3）膳食制作的原则 ①加工和烹饪的方法 ②制作婴幼儿菜肴标准 ③食品卫生要求 4）为婴幼儿挑选食物 5）合理安排婴幼儿的零食	（1）方法：讲授法、演示法、实训法 （2）重点与难点：平衡膳食的要求，婴幼儿食物的选择和烹饪	2
	1-2 照料婴幼儿盥洗	（1）五官的清洁及指甲的修剪	1）眼、鼻、耳、口腔及牙齿的清洁 ①生理特点 ②盥洗要求 ③操作方法 2）指甲（趾）的修剪 ①指甲的生理结构 ②操作方法	（1）方法：讲授法、演示法、实训法 （2）重点与难点：五官清洗的操作方法	2
		（2）头部及会阴部的清洁	1）头部的生理特点及清洁 ①生理特点 ②头发的清洁方法 ③面部的清洁方法 2）外阴的生理特点及清洁 ①女婴外阴的清洁方法 ②男婴外阴的清洁方法 ③常见问题	（1）方法：讲授法、演示法、实训法 （2）重点与难点：头部、外阴的清洁方法	2

续表

模块	课程	学习单元	课程内容	培训建议	课堂学时
1. 生活照料	1-2 照料婴幼儿盥洗	（3）擦浴	1）皮肤生理结构 ①婴幼儿皮肤生理结构 ②沐浴、擦浴的意义 2）擦浴 ①适用情况 ②擦浴顺序	（1）方法：讲授法、演示法、实训法 （2）重点与难点：擦浴的方法	2
		（4）沐浴	1）盆浴 2）坐浴 3）淋浴	（1）方法：讲授法、演示法、实训法 （2）重点与难点：沐浴的方法	3
	1-3 照料婴幼儿睡眠	（1）婴幼儿睡眠床的安置	1）婴幼儿寝具的种类及选择 2）婴幼儿的睡眠安全	（1）方法：讲授法、演示法 （2）重点与难点：为婴幼儿铺平、平整床单、被套	1
		（2）让婴幼儿安静入睡	1）婴幼儿睡眠的生理特点 ①睡前生理特点 ②睡眠中的生理特点 ③正常睡眠时间 2）睡眠和婴幼儿生长发育关系 3）婴幼儿睡眠环境要求（日间和夜间）	（1）方法：讲授法 （2）重点与难点：为婴幼儿营造良好的睡眠环境	1
	1-4 照料婴幼儿排便	（1）培养婴幼儿二便	1）婴幼儿控制大小便能力的生理心理基础 2）各年龄段婴幼儿大小便的一般规律 3）婴幼儿排便的生理特点 4）培养婴幼儿的二便习惯	（1）方法：讲授法、演示法 （2）重点与难点：培养婴幼儿良好的二便习惯	1
		（2）便后清洁	1）正常婴幼儿大便的特点 2）常见婴幼儿大便异常的识别 3）正常婴幼儿的尿量、排尿次数及尿的性质 4）尿液异常的识别 5）男婴和女婴便后清洁操作的区别	（1）方法：讲授法、演示法 （2）重点与难点：男婴和女婴便后清洁操作的区别	1

续表

模块	课程	学习单元	课程内容	培训建议	课堂学时
1. 生活照料	1-4 照料婴幼儿排便	(3) 为婴幼儿更换尿布	1) 尿布的种类和特点 2) 布尿布的制作 3) 纸尿布的选择 4) 尿布的清洁常识	(1) 方法：讲授法、演示法 (2) 重点与难点：更换尿布的方法	1
	1-5 照料婴幼儿出行	(1) 为婴幼儿选择和更换衣服、鞋袜	1) 婴幼儿衣服的选择 ①婴幼儿服饰的基本款式 ②婴幼儿服饰的面料选择 ③婴幼儿应季、适龄的服装选择 ④婴幼儿衣服用品配置 2) 保暖和婴幼儿健康的关系 ①婴幼儿体温的特点 ②婴幼儿着凉会诱发的疾病 3) 婴幼儿鞋袜的选择 ①婴幼儿学步前鞋袜的选择 ②婴幼儿学步时鞋袜的选择 4) 给婴幼儿穿、脱衣物的操作方法 ①开衫 ②连体服 ③套头服 ④鞋子	(1) 方法：讲授法、演示法、实训法 (2) 重点：婴幼儿服装的选择 (3) 难点：不同月龄段婴幼儿衣服更换及穿脱方法	2
		(2) 包裹婴儿	1) 包裹对婴幼儿的影响 ①睡眠 ②保暖 2) 包裹婴儿的常用方法 ①襁褓包裹（冬季包裹、春秋季包裹） ②睡袋包裹 3) 包裹婴儿的常见误区	(1) 方法：讲授法、实训法 (2) 重点与难点：包裹婴儿的方法	2

续表

模块	课程	学习单元	课程内容	培训建议	课堂学时
1. 生活照料	1-5 照料婴幼儿出行	(3) 背、抱婴幼儿	1）背、抱婴幼儿促进亲子关系的发展 2）婴幼儿脊柱发育的特点 3）抱婴幼儿的各种姿势 ①抱在臂弯里 ②抱在肩上 ③抱在腿上 4）婴儿背抱产品种类	（1）方法：讲授法、实训法 （2）重点与难点：背抱婴幼儿的方法	1
		(4) 为婴幼儿准备出行用具	1）常见物品准备 ①准备食品 ②准备出行的衣服、尿布 ③准备其他用具 2）不同季节婴幼儿出行的要点 ①冬天出行 ②夏季出行 ③春秋出行 3）不同月龄婴幼儿出行备品的准备及要点 ①0～12个月婴儿 ②大于12个月的婴幼儿	（1）方法：讲授法、讨论法、实训法 （2）重点与难点：不同月龄婴幼儿出行的注意事项	1
		(5) 婴幼儿童车选择和使用	1）童车的种类 2）不同月龄婴幼儿的童车选择 ①0～12个月婴儿 ②大于12个月的婴幼儿 3）婴幼儿童车的使用方法 4）婴幼儿童车的安全知识	（1）方法：讲授法、实训法 （2）重点：不同月龄婴幼儿的童车选择 （3）难点：使用婴幼儿童车的方法	1
		(6) 儿童汽车安全座椅使用	1）儿童汽车安全座椅的选择要点 ①提篮式汽车安全座椅 ②高靠背式汽车安全座椅 2）儿童汽车安全座椅的使用 ①提篮式汽车安全座椅 ②高靠背式汽车安全座椅 3）婴幼儿乘坐汽车安全出行注意事项 4）婴幼儿乘车六大意外伤害	（1）方法：讲授法、实训法 （2）重点与难点：儿童安全座椅选择和使用的注意事项	1

续表

模块	课程	学习单元	课程内容	培训建议	课堂学时
1．生活照料	1-6 环境与物品清洁	（1）清洁和消毒	1）清洁、消毒、灭菌的概念 2）清洁、消毒功能的重要性 3）常见室内环境污染对婴幼儿健康的影响 ①二氧化碳 ②可吸入颗粒物污染 ③甲醛污染 ④微生物超标 4）婴幼儿物品清洁、消毒的常用方法 ①煮沸消毒法 ②日光暴晒法 ③擦拭消毒法 ④喷雾消毒法 5）常见化学消毒剂的种类和配制方法 ①低效化学消毒剂 ②中效化学消毒剂 ③高效化学消毒剂 6）环境物体的表面消毒方法 7）空气的清洁、消毒方法 ①开窗通风 ②紫外线灯照射 ③喷雾 ④熏蒸 8）室内清洁、消毒 ①清洁、消毒拖把的方法 ②清洁、消毒地面、门窗、桌、椅的方法 ③清洁、消毒活动室、寝室的方法	（1）方法：讲授法、讨论法、实训法 （2）重点与难点：婴幼儿物品清洁、消毒的常用方法	2

续表

模块	课程	学习单元	课程内容	培训建议	课堂学时
1. 生活照料	1-6 环境与物品清洁	(2) 婴幼儿餐具、毛巾、衣物清洁、消毒	1) 清洁、消毒餐具的方法 2) 清洁、消毒毛巾的方法 3) 清洁、消毒婴幼儿衣物的方法	(1) 方法：讲授法、实训法 (2) 重点与难点：清洁、消毒婴幼儿餐具、毛巾、衣物等	1
		(3) 婴幼儿玩具和图书清洁、消毒	1) 清洁、消毒塑料玩具 2) 清洁、消毒木制玩具 3) 清洁、消毒布制玩具 4) 清洁、消毒泡沫海绵玩具 5) 清洁、消毒毛绒玩具 6) 清洁、消毒铁制玩具 7) 清洁、消毒图书	(1) 方法：讲授法、实训法 (2) 重点与难点：清洁、消毒各种婴幼儿玩具的方法	1
		(4) 婴幼儿尿布、便器清洁、消毒	1) 清洁、消毒尿布 2) 清洁、消毒便器	(1) 方法：讲授法、实训法 (2) 重点与难点：清洁消毒婴幼儿尿布和便器的方法	1
2. 保健与护理	2-1 三浴锻炼与抚触	(1) 婴幼儿三浴锻炼	1) 婴幼儿体格锻炼的意义与方法 ①婴幼儿体格锻炼的意义 ②婴幼儿体格锻炼的方法 2) 空气浴 ①空气浴的作用原理 ②空气浴的气温控制 ③空气浴的锻炼方法 3) 日光浴 ①日光浴的作用原理 ②日光浴的适宜条件 ③光浴的锻炼方法 4) 水浴 ①水浴的作用原理 ②水浴的种类及适宜条件	(1) 方法：讲授法、实训法 (2) 重点与难点：婴幼儿进行三浴锻炼的方法	2

续表

模块	课程	学习单元	课程内容	培训建议	课堂学时
2．保健与护理	2-1 三浴锻炼与抚触	（2）婴幼儿全身抚触	1）婴幼儿皮肤触觉的发展 2）婴幼儿抚触原理及其重要性 3）婴幼儿抚触方法	（1）方法：讲授法、实训法 （2）重点与难点：婴幼儿抚触的重要性，为婴幼儿抚触的方法	6
	2-2 常见症状护理	（1）体温测量	1）婴幼儿体温调节的特点 2）婴幼儿发热概述 ①发热的概念 ②影响体温的因素 ③热型和发热程度的判断 3）体温计的种类及使用方法	（1）方法：讲授法、演示法 （2）重点与难点：为婴幼儿测量腋下体温和肛门体温	1
		（2）为患儿服用相应的药物	1）婴幼儿用药的特点 2）婴幼儿药物的选择 3）婴幼儿常用内服药的用法 4）婴幼儿常用外用药的用法 5）常用药的基本常识 6）就医准备	（1）方法：讲授法、演示法 （2）重点与难点：能安全地为患儿滴眼耳鼻药	1
	2-3 意外伤害处理	（1）表皮擦伤处理	1）表皮擦伤的初步判断 2）表皮擦伤的基本处理 3）表皮擦伤处理的注意事项	（1）方法：讲授法、演示法、实训法 （2）重点与难点：表皮擦伤的基本处理	1
		（2）四肢扭伤处理	1）四肢扭伤的初步判断 2）四肢扭伤的基本处理 3）四肢扭伤处理的注意事项	（1）方法：讲授法、演示法、实训法 （2）重点与难点：四肢扭伤的基本处理	1
		（3）皮下血肿处理	1）皮下血肿的初步判断 2）皮下血肿的基本处理 3）皮下血肿处理的注意事项	（1）方法：讲授法、演示法、实训法 （2）重点与难点：皮下血肿的基本处理	1

续表

模块	课程	学习单元	课程内容	培训建议	课堂学时
2. 保健与护理	2-3 意外伤害处理	（4）蚊虫叮、蜇、咬处理	1）蚊虫叮、蜇、咬的初步判断 2）蚊虫叮、蜇、咬的基本处理 3）蚊虫叮、蜇、咬处理的注意事项	（1）方法：讲授法、演示法、实训法 （2）重点与难点：蚊虫叮、蜇、咬的基本处理	1
3. 教育实施	3-1 训练婴幼儿动作能力	（1）婴幼儿粗大动作训练与指导	1）抬头、翻身 ①婴幼儿抬头、翻身的发展过程及意义 ②抬头、翻身的训练方法 2）坐、爬 ①婴幼儿坐、爬的发展过程及意义 ②坐、爬的训练方法 3）站、行走 ①婴幼儿站、行走的发展过程及意义 ②站、行走的训练方法 4）跑、跳 ①婴幼儿跑、跳的发展过程及意义 ②婴幼儿跑、跳的训练方法	（1）方法：讲授法、演示法、案例教学法、观摩法、实训法 （2）重点与难点：婴幼儿粗大动作的发展过程及训练方法	5
		（2）婴幼儿精细动作训练与指导	1）婴幼儿手掌、手指肌肉力量锻炼及配合的方法 2）婴幼儿进行基本操作物品方式（摇、拍、敲）的游戏方法 3）婴幼儿进行手的精细化探索的游戏方法 4）婴幼儿进行二指捏的游戏方法 5）婴幼儿进行双手使用物品熟练化的游戏方法 6）婴幼儿进行捏、挤、拧、拼、穿、摁、扯，以及双手配合的游戏方法	（1）方法：讲授法、演示法、案例教学法、观摩法、实训法 （2）重点与难点：婴幼儿精细动作发展过程及训练方法	5

续表

模块	课程	学习单元	课程内容	培训建议	课堂学时
3. 教育实施	3-2 训练婴幼儿听和说能力	（1）听和说能力训练与指导	1）婴幼儿脑和神经系统的发展 2）婴儿语音器官与听力器官系统 3）婴幼儿听和说的训练 4）婴幼儿指认活动训练 5）故事欣赏 6）训练婴幼儿念儿歌、童谣、讲故事的方法	（1）方法：讲授法、演示法、实训法 （2）重点与难点：婴幼儿听说发展的规律	2
	3-3 指导婴幼儿认知活动	（1）婴幼儿认知综合活动训练与指导	1）婴幼儿触觉训练游戏 2）婴幼儿听觉训练游戏 3）婴幼儿视觉训练游戏 4）婴幼儿嗅觉、味觉训练游戏 5）婴幼儿认知活动的环境设置	（1）方法：讲授法、角色扮演法、实训法 （2）重点与难点：视听嗅味觉的训练	3
课堂学时合计					75

2.2.3 中级职业技能培训课程规范

模块	课程	学习单元	课程内容	培训建议	课堂学时
1. 生活照料	1-1 食品制作	（1）婴幼儿点心制作	1）婴幼儿添加点心的意义 2）婴幼儿点心类别 3）点心制作样例 4）添加点心的注意事项	（1）方法：演示法、讲授法、实训法 （2）重点与难点：点心的制作方法	4
		（2）婴幼儿粥品制作	1）婴幼儿添加粥品的意义 2）制作婴幼儿粥品的原则	（1）方法：演示法、讲授法、实训法 （2）重点与难点：粥品的制作方法	4

续表

模块	课程	学习单元	课程内容	培训建议	课堂学时
1．生活照料	1-1 食品制作	（2）婴幼儿粥品制作	3）学习制作各种粥品 ①米粉调制 ②10倍粥、8倍粥、5倍粥 ③杂粮及果味粥品 ④肉、菜混合搭配的几种粥 4）婴幼儿添加粥品注意事项		
		（3）婴幼儿面点制作	1）面食的营养 2）面食种类 3）面食制作 ①婴儿面条、面片、馄饨、烧卖、疙瘩汤的制作 ②酵母发面的花样面食制作 ③婴幼儿食用面食注意事项	（1）方法：演示法、讲授法、实训法 （2）重点与难点：各式面点的制作方法，酵母发面温度把握	4
		（4）婴幼儿肉类食物制作	1）肉类食物添加的必要性 2）婴幼儿肉类食物加工方法 3）肉类食物制作样例 ①禽肉类 ②家畜类 ③鱼虾类 4）婴幼儿进食肉类食物的注意事项	（1）方法：演示法、讲授法、实训法 （2）重点与难点：掌握禽、肉、鱼虾的制作方法	8
		（5）婴幼儿青菜类食物制作	1）婴幼儿对蔬菜的营养需求 2）蔬菜的加工方法及注意事项 3）菜品制作方法	（1）方法：演示法、讲授法、实训法 （2）重点与难点：掌握蔬菜类食物的制作方法	4

续表

模块	课程	学习单元	课程内容	培训建议	课堂学时
1.生活照料	1-1 食品制作	(6) 一日膳食所需食物种类	1) 婴幼儿食物选择 ①粮谷类及薯类 ②蔬菜、水果类 ③鱼、肉、禽、蛋类 ④奶制品、大豆及坚果类 ⑤油、盐等调味品 2) 一日膳食安排基本要求 ①进餐时间安排合理 ②膳食品种丰富多样 ③营养搭配比例适当 ④加工合理适量摄入	(1) 方法：讲授法、讨论法 (2) 重点与难点：婴幼儿一日膳食基本要求	1
		(7) 0~6个月婴幼儿一日膳食安排	1) 提倡母乳喂养（母乳的成分特点、母乳和代乳品的营养对比） 2) 母乳喂养的评估 ①吸吮效果的评估 ②母乳分泌量的评估 ③哺乳姿势的评估 ④过程观察（婴儿鼻塞、舌系带短、嗜睡、烦躁哭闹） 3) 常见哺乳期乳房问题指导 ①乳头疼痛及皲裂 ②乳汁量少 ③乳汁量过多 ④乳汁淤积 4) 配方奶喂养的进食量与进食时间 5) 配方奶喂养的饮水量与饮水时间 6) 特殊情况下配方奶喂养 ①牛乳蛋白过敏 ②苯丙酮尿症	(1) 方法：讲授法、讨论法 (2) 重点与难点：母乳喂养与配方奶喂养的相关知识	2

续表

模块	课程	学习单元	课程内容	培训建议	课堂学时
1. 生活照料	1-1 食品制作	(7) 0～6个月婴幼儿一日膳食安排	7）治疗性配方奶的种类与选择（水解蛋白配方、无乳糖配方、低苯丙氨酸配方） 8）营养补充制剂的添加 9）0～6个月喂养注意事项		
		(8) 7～12个月婴幼儿一日膳食安排	1）7～12个月婴幼儿每日膳食框架 2）奶制品的摄入 3）辅食添加品种多样化 4）宝宝辅食的形态及进食时间 5）添加零食、水果、干果、奶制品 6）列举7～12个月婴幼儿一日膳食 7）辅食添加禁忌	(1) 方法：讲授法、讨论法、实训法 (2) 重点与难点：7～12个月婴幼儿每日膳食框架	1
		(9) 13～18个月婴幼儿一日膳食安排	1）13～18个月婴幼儿每日膳食框架 2）奶制品的摄入 3）食物品种丰富多样 4）多样化的食物加工方式 5）营造良好的进餐氛围 6）列举13～18个月婴幼儿一日膳食 7）13～18个月婴幼儿一日膳食注意事项	(1) 方法：讲授法、讨论法、实训法 (2) 重点与难点：13～18个月婴幼儿一日膳食安排	1
		(10) 19～24个月婴幼儿一日膳食安排	1）19～24个月婴幼儿每日膳食框架 2）奶制品的摄入 3）合理选择搭配各类食物 ①提供富含优质蛋白的食物 ②补钙、补锌食物 ③粗粮补充 ④提供质地稍硬的食物 ⑤运用同类互换调配食物	(1) 方法：讲授法、讨论法、实训法 (2) 重点与难点：19～24个月婴幼儿一日膳食安排	1

续表

模块	课程	学习单元	课程内容	培训建议	课堂学时
1. 生活照料	1-1 食品制作	(10) 19～24个月婴幼儿一日膳食安排	4) 根据婴幼儿个体差异确定食物需要		
			5) 列举19～24个月婴幼儿一日膳食		
			6) 19～24个月婴幼儿一日膳食注意事项		
		(11) 25～36个月婴幼儿一日膳食安排	1) 25～36个月婴幼儿每日膳食框架	(1) 方法：讲授法、讨论法、实训法 (2) 重点与难点：25～36个月婴幼儿一日膳食安排	1
			2) 奶制品的摄入		
			3) 一日三餐两点的膳食安排（早餐、早点、午餐、午点、晚餐）		
			4) 列举25～36个月婴幼儿一日膳食		
			5) 25～36个月婴幼儿一日膳食注意事项		
	1-2 作息安排与习惯培养	(1) 7～18个月婴幼儿的一日作息表制定	1) 合理作息与婴幼儿生长发育的关系	(1) 方法：讲授法、讨论法、实训法 (2) 重点与难点：根据婴幼儿个体差异调节作息表	1
			2) 安排婴幼儿作息的注意事项		
			3) 7～12个月婴幼儿饮食睡眠活动的共性和差异		
			4) 13～18个月婴幼儿饮食睡眠活动的共性和差异		
			5) 13～18个月婴幼儿一日作息安排		
		(2) 19～36个月婴幼儿的一日作息表制定	1) 19～24个月婴幼儿饮食睡眠活动的共性和差异	(1) 方法：讲授法、讨论法、实训法 (2) 重点与难点：根据婴幼儿个体差异调节作息表	1
			2) 19～24个月婴幼儿一日作息安排		
			3) 25～36个月婴幼儿饮食睡眠活动的共性和差异		
			4) 25～36个月婴幼儿一日作息安排		

续表

模块	课程	学习单元	课程内容	培训建议	课堂学时
1. 生活照料	1-2 作息安排与习惯培养	（3）婴幼儿习惯的培养	1）婴幼儿用餐习惯的培养 2）婴幼儿入睡习惯的培养 3）婴幼儿排便习惯的培养	（1）方法：讲授法、讨论法、演示法 （2）重点与难点：大小便习惯的养成	1
		（4）教婴幼儿洗手	1）婴幼儿七步洗手法	（1）方法：演示法、实训法 （2）重点与难点：婴幼儿七步洗手法	1
		（5）教婴幼儿刷牙	1）婴幼儿牙齿特点 2）教婴幼儿刷牙	（1）方法：演示法、实训法 （2）重点与难点：婴幼儿刷牙方法	1
2. 保健与护理	2-1 生长监测和发育评价	（1）生长监测和评价	1）体格生长的测量 ①体重测量的操作 ②身长（高）测量的操作 ③头围测量的操作 ④胸围测量的操作 ⑤其他体格指标的评估 2）体格生长评价 ①体格生长评价常用方法 ②体格生长评价内容（生长水平、生长速度、匀称程度）	（1）方法：讲授法、演示法、实训法 （2）重点与难点：体重的测量与评，身长（高）的测量与评估，头围、前囟的测量与评估，胸围的测量与评估，其他体格指标的测量与评估	4
	2-2 常见症状和疾病护理	（1）发热婴幼儿护理	1）发热定义 2）正常体温的范围 3）病因（感染性和非感染性发热） 4）发热程度分级（腋温） 5）发热的分期 6）发热的伴随体征 7）观察病情，积极治疗原发病 8）一般护理 9）物理降温的护理措施	（1）方法：讲授法、演示法 （2）重点：物理降温的方法 （3）难点：发热分期的表现、发热的伴随体征	2

续表

模块	课程	学习单元	课程内容	培训建议	课堂学时
2. 保健与护理	2-2 常见症状和疾病护理	（2）便秘婴幼儿护理	1）便秘原因 2）养成定时排便的习惯 3）便秘的饮食调整 4）适当运动 5）调节肠道菌群平衡 6）小儿推拿按摩预防和治疗便秘	（1）方法：讲授法、演示法 （2）重点：便秘的预防 （3）难点：小儿推拿治疗便秘的方法	2
		（3）婴幼儿鹅口疮护理	1）鹅口疮病因 2）症状表现 3）观察病情，及时处理 4）局部治疗 5）加强营养，调节菌群平衡 6）加强清洁和消毒措施预防感染	（1）方法：讲授法、演示法 （2）重点：鹅口疮的病因、护理措施和预防 （3）难点：鹅口疮症状表现	1
		（4）尿布性皮炎护理	1）尿布性皮炎病因 2）症状和分度 3）不同程度的皮炎的护理措施 4）减少对新生儿皮肤刺激 5）保持臀部皮肤清洁干燥	（1）方法：讲授法、演示法 （2）重点与难点：护理及预防要点	1
		（5）新生儿脐炎护理	1）新生儿脐炎概述与病因 2）临床表现 3）保持局部清洁干燥，观察病情，及时就医 4）轻症和重症的护理措施 5）预防脐炎的措施	（1）方法：讲授法、演示法 （2）重点与难点：脐炎的护理方法	1

续表

模块	课程	学习单元	课程内容	培训建议	课堂学时
2. 保健与护理	2-2 常见症状和疾病护理	（6）湿疹护理	（1）湿疹概述与病因	（1）方法：讲授法 （2）重点与难点：病因、症状、预防和护理措施	1
			（2）症状分期及特点		
			（3）不同分期的护理措施		
			（4）避免过敏源		
			（5）预防的措施		
	2-3 意外伤害的预防与处理	（1）生活和环境安全知识	1）居家安全知识	（1）方法：讲授法、实训法、案例法 （2）重点与难点：生活和环境安全	2
			2）户外安全知识		
		（2）心肺复苏	1）心脏骤停表现	（1）方法：讲授法、实训法、案例法、情景表演法 （2）重点：心肺复苏的操作方法 （3）难点：心脏骤停的判断	2
			2）与急救中心联系		
			3）心肺复苏术		
		（3）气管异物急救	1）原因和临床表现	（1）方法：讲授法、实训法、案例法、情景表演法 （2）重点与难点：初步急救方法	2
			2）急救措施		
			3）预防措施		
		（4）被宠物咬伤、抓伤的伤口处理与预防	1）狂犬病症状表现	（1）方法：讲授法 （2）重点与难点：动物咬伤、抓伤后的伤口处理方法	2
			2）动物咬伤、抓伤后的伤口处理方法		
			3）狂犬病预防措施		
3. 教育实施	3-1 训练婴幼儿动作能力	（1）为婴幼儿做被动操	1）婴幼儿被动操训练方法	（1）方法：讲授法、演示法、实训法、观摩法 （2）重点与难点：婴幼儿被动操的训练方法	2
			2）婴幼儿被动操活动准备		
			3）婴幼儿被动操的注意事项		

续表

模块	课程	学习单元	课程内容	培训建议	课堂学时
3. 教育实施	3-1 训练婴幼儿动作能力	（2）为婴幼儿做主动操	1）婴幼儿主动操的训练方法	（1）方法：讲授法、演示法、实训法、观摩法 （2）重点与难点：婴幼儿主动操的训练方法	2
			2）婴幼儿主动操的活动准备		
			3）婴幼儿主动操的注意事项		
		（3）为婴幼儿做模仿操	1）不同种类动物动作特点及成人动作	（1）方法：讲授法、演示法、实训法、观摩法 （2）重点与难点：婴幼儿模仿操的训练方法	2
			2）婴幼儿模仿操的活动准备		
			3）婴幼儿模仿操的注意事项		
		（4）为婴幼儿做手指操	1）0～1岁婴幼儿手指操示例游戏的操作方法	（1）方法：讲授法、演示法、实训法、模仿法 （2）重点与难点：婴幼儿手指操的训练方法	4
			2）1～2岁婴幼儿手指操示例游戏的操作方法		
			3）2～3岁婴幼儿手指操示例游戏的操作方法		
	3-2 训练婴幼儿听和说能力	（1）运用图书和图片帮助婴幼儿发展听和说能力	1）婴幼儿语言感知发展的特点	（1）方法：讲授法、演示法、实训法 （2）重点与难点：读绘本的方法与要求	1
			2）婴幼儿词汇发展与语法掌握的特点		
			3）婴幼儿学习口语发展阶段与游戏指导		
			4）语音、具体事物、语义三者之间建立准确联系的方法与注意事项		
			5）提供婴幼儿图书和图片活动的要求与方案		
			6）婴幼儿图书和图片的定义与作品特点		

续表

模块	课程	学习单元	课程内容	培训建议	课堂学时
3. 教育实施	3-2 训练婴幼儿听和说能力	（1）运用图书帮助婴幼儿发展听和说能力	7）图书和图片阅读对提高婴幼儿脑神经发育的重要意义		
			8）提供不同年龄段婴幼儿喜爱的图书和图片作品的方案与指导		
			9）组织婴幼儿图书和图片集体教育活动的方法与注意事项		
		（2）为婴幼儿选择发展听和说能力的有声读物	1）有声读物对婴幼儿智力发展的重要意义	（1）方法：讲授法、演示法、实训法 （2）重点与难点：有声读物的选择方法	1
			2）婴幼儿有声读物的定义与选择依据		
			3）有声读物对婴幼儿扩大语言储备的意义		
			4）有声读物与组织活动环境布置要求		
		（3）为婴幼儿选择发展听和说能力的游戏	1）听和说能力游戏活动对婴幼儿身心发展的意义	（1）方法：讲授法、演示法、实训法 （2）重点与难点：运用游戏发展婴幼儿听说能力	1
			2）婴幼儿听说游戏活动的定义及活动能力发展的特点		
			3）听说游戏活动的内容、方法及注意事项		
			4）创设教育氛围是婴幼儿听说活动的基础		
		（4）运用节律游戏活动促进婴幼儿听和说能力	1）节律游戏活动的定义与内容	（1）方法：讲授法、演示法、实训法 （2）重点与难点：组织与创设婴幼儿听说游戏活动	2
			2）婴幼儿节律游戏活动的训练方法与依据条件		
			3）婴幼儿节律游戏与情景游戏活动的互补性		
			4）婴幼儿节律游戏的实施步骤与技能要求		

续表

模块	课程	学习单元	课程内容	培训建议	课堂学时
3．教育实施	3-3 指导婴幼儿认知活动	（1）婴幼儿认知游戏	1）婴幼儿认知的发展过程 2）婴幼儿认知发展的基本特点 3）婴幼儿认知游戏陪伴与环境设置要求 4）认知游戏（分类游戏、配对游戏、排序游戏、数的游戏）	（1）方法：讲授法、演示法、情景表达法、实训法 （2）重点与难点：认知发展的特点，认知游戏实施	4
3．教育实施	3-3 指导婴幼儿认知活动	（2）婴幼儿艺术表现游戏	1）婴幼儿艺术游戏活动的定义和特点 2）婴幼儿艺术游戏的作用 3）组织婴幼儿艺术游戏的方法及注意事项（涂鸦游戏、童谣、泥工游戏、纸工游戏）	（1）方法：讲授法、演示法、情景表达法、实训法 （2）重点与难点：艺术游戏的实施	3
3．教育实施	3-4 培养婴幼儿情绪、情感与社会性行为	（1）识别和应对婴幼儿基本情绪的表达	1）情绪的定义及分类 2）婴幼儿情绪发展的生理基础及特点 3）识别和应对婴幼儿基本情绪的表达 4）培养婴幼儿良好情绪的方法	（1）方法：讲授法、演示法 （2）重点与难点：识别和应对婴幼儿基本情绪的表达	3
3．教育实施	3-4 培养婴幼儿情绪、情感与社会性行为	（2）促进婴幼儿社会性发展的游戏	1）婴幼儿社会性发展的概念 2）婴幼儿社会交往能力的培养和训练方法 3）发展婴幼儿社会性游戏的操作技能 4）婴幼儿社会性发展游戏的方法与注意事项	（1）方法：讲授法、演示法 （2）重点与难点：婴幼儿社会性发展游戏的实施方法	3
课堂学时合计					84

2.2.4 高级职业技能培训课程规范

模块	课程	学习单元	课程内容	培训建议	课堂学时
1. 生活照料	1-1 食谱编制	(1) 编制食谱的方法	1) 编制婴幼儿食谱的一般步骤 ①了解婴幼儿健康状况 ②评估婴幼儿的营养失衡情况 ③了解食物营养成分及功效 ④了解各月龄婴幼儿营养需求量标准 ⑤合理搭配各种食物 2) 编制食谱的注意事项 ①两餐间隔不超过4小时 ②按季节编排食谱 ③根据能量消耗调整膳食 ④注意膳食纤维的摄入 ⑤一周无重复菜肴 ⑥定期健康监测 3) 食谱编制原则 ①品种多样 ②比例适当 ③适量摄入 ④合理搭配	(1) 方法：讲授法、讨论法 (2) 重点：编制食谱的注意事项 (3) 难点：编制食谱的原则	2
		(2) 7～12个月婴幼儿一周食谱编制	1) 食谱编制要领 ①确保乳类的摄入 ②辅食品种逐渐丰富 ③逐渐增加食物密度 ④烹调方式以蒸、煮、煨的方法为主，不加盐糖 2) 一周食谱示例	(1) 方法：讲授法 (2) 重点与难点：编制7～12个月婴幼儿一周食谱的要领	1

续表

模块	课程	学习单元	课程内容	培训建议	课堂学时
1. 生活照料	1-1 食谱编制	(3) 13～18个月婴幼儿一周食谱编制	1) 食谱编制要领 ①确保乳类的摄入 ②按三餐两点编制食谱 ③增加食物品种，改变食物性状 ④确保膳食均衡 2) 一周食谱示例	(1) 方法：讲授法 (2) 重点与难点：编制13～18个月婴幼儿一周食谱的要领	1
		(4) 19～24个月婴幼儿一周食谱编制	1) 食谱编制要领 ①确保乳类的摄入 ②采用多种烹饪方式制作菜肴 ③不宜食用辛辣刺激性食物，不用或少用含鸡精、味素、色素的调味品 2) 一周食谱示例	(1) 方法：讲授法 (2) 重点与难点：编制19～24个月婴幼儿一周食谱的要领	1
		(5) 25～36个月婴幼儿一周食谱编制	1) 食谱编制要领 ①确保乳类的摄入 ②适量增加粗纤维食品 ③食物品种搭配更加多样化 ④烹调方法有别于成人 2) 一周食谱示例	(1) 方法：讲授法 (2) 重点与难点：编制25～36个月婴幼儿一周食谱的要领	1
	1-2 预防与消毒	(1) 预防	1) 化学方法 2) 物理方法 3) 生物方法	(1) 方法：讲授法、实训法 (2) 重点与难点：预防的操作	2
		(2) 消毒	1) 消毒与灭菌的区别 2) 不同传染病概述 3) 传染病的预防 4) 传染病的隔离 5) 传染病患儿衣物、用品处理 6) 消化道传染病患儿排泄物的处理	(1) 方法：讲授法、实训法 (2) 重点与难点：消毒的操作	2

续表

模块	课程	学习单元	课程内容	培训建议	课堂学时
2.保健与护理	2-1 常见症状与疾病护理	(1) 患呼吸道疾病婴幼儿护理	1) 婴幼儿常见呼吸道疾病概述 2) 物理降温的目的及原理 3) 温水擦浴的方法和注意事项 4) 冷敷的方法和注意事项	(1) 方法：讲授法、演示法、实训法 (2) 重点与难点：物理降温原理	2
		(2) 高热惊厥婴幼儿护理	1) 高热惊厥发生的原因和症状 2) 高热惊厥的急救处理方法 3) 高热惊厥后的护理要点	(1) 方法：讲授法、演示法、实训法 (2) 重点与难点：高热惊厥急救方法	2
		(3) 呕吐、腹泻婴幼儿护理	1) 呕吐、腹泻发生的原因 2) 呕吐的护理 3) 腹泻的护理	(1) 方法：讲授法、演示法、实训法 (2) 重点与难点：呕吐和腹泻婴幼儿的护理方法	2
		(4) 早产儿护理	1) 防止感染 ①防止交叉感染 ②做好感染防护 2) 注意保暖 ①早产儿的温度要求 ②早产儿的保暖手段 3) 悉心喂养 ①早产儿的喂养特点 ②早产儿的喂养方式 4) 婴儿抚触的作用 5) 呵护提醒	(1) 方法：讲授法、实训法 (2) 重点与难点：早产儿的感染及防护、早产儿的喂养方式	1
	2-2 意外伤害的预防与处理	(1) 骨折急救	1) 骨折急救的一般原则 2) 骨折后的固定 3) 护送骨折婴幼儿去医院的方法和注意事项	(1) 方法：讲授法、实训法、案例教学法、情景表演法 (2) 重点与难点：骨折后的初步处理	2

续表

模块	课程	学习单元	课程内容	培训建议	课堂学时
2. 保健与护理	2-2 意外伤害的预防与处理	（2）溺水急救	1）溺水常见原因 2）溺水后症状 3）溺水急救措施 5）溺水急救后的护理、观察 4）溺水的预防	（1）方法：讲授法、实训法、案例教学法、情景表演法 （2）重点与难点：溺水的初步处理	2
		（3）触电急救	1）触电的发生原因 2）触电症状 3）触电急救措施 5）触电后的护理、观察 4）触电预防	（1）方法：讲授法、实训法、案例教学法、情景表演法 （2）重点与难点：触电的初步处理	2
		（4）烫伤急救	1）烫伤的常见原因 2）烫伤的症状 3）烫伤急救措施 4）烫伤的预防	（1）方法：讲授法、实训法、案例教学法、情景表演法 （2）重点与难点：烫伤的初步处理	2
3. 教育实施	3-1 训练婴幼儿动作能力	（1）选择和改编婴幼儿粗大动作游戏	1）婴幼儿粗大动作游戏选择和改编的意义 2）婴幼儿粗大动作游戏改编的原则及注意事项 3）利用生活环境中的设备、空间、玩具数目，创设粗大动作游戏 4）婴幼儿粗大动作游戏实施步骤与安全评估 5）根据婴幼儿粗大动作活动训练效果，制作和统计粗大动作发展评定表 6）游戏案例	（1）方法：讲授法、演示法、实训法 （2）重点与难点：根据实际需要对婴幼儿粗大动作游戏的发展进行评价、分析	2
		（2）选择和改编婴幼儿精细动作游戏	1）婴幼儿精细动作游戏选择和改编的意义 2）婴幼儿精细动作游戏改编的原则及注意事项 3）利用生活环境中的设备、空间、玩具数目，创设精细动作游戏	（1）方法：讲授法、演示法、实训法 （2）重点与难点：描述和统计婴幼儿粗大动作、精细动作发展训练效果比较图	2

续表

模块	课程	学习单元	课程内容	培训建议	课堂学时
3．教育实施	3-1 训练婴幼儿动作能力	（2）选择和改编婴幼儿精细动作游戏	4）婴幼儿精细动作游戏实施步骤与安全评估		
			5）根据婴幼儿粗大动作活动训练效果，制作和统计精细动作发展评定表		
			6）游戏案例（根据年龄段分别举例）		
			7）将粗大动作游戏与精细动作游戏两者相融合		
	3-2 训练婴幼儿听和说能力	（1）创编促进婴幼儿听和说能力发展的游戏	1）选择和改编听说游戏活动对婴幼儿能力发展的意义和原则	（1）方法：讲授法、演示法、实训法 （2）重点与难点：听说游戏在生活场景中的灵活运用与创设	1
			2）选择和改编听说游戏活动的方法、要求和注意事项		
		（2）利用生活环境和设施训练婴幼儿听和说	1）婴幼儿听说活动情境创设的原则	（1）方法：讲授法、演示法、实训法 （2）重点与难点：婴幼儿听说活动情境创设的方法	1
			2）婴幼儿听说活动情境创设的方法		
			3）婴幼儿听说活动情境创设的要点		
		（3）观察、分析和记录婴幼儿听和说的行为	1）观察婴幼儿听和说行为的意义和方法	（1）方法：讲授法、演示法、实训法 （2）重点与难点：记录与分析婴幼儿听和说行为的方法	1
			2）观察婴幼儿听和说行为的要点		
			3）记录与分析婴幼儿听和说行为的方法		
		（4）指导婴幼儿阅读活动	1）婴幼儿阅读活动的意义和特点	（1）方法：讲授法、演示法、实训法 （2）重点与难点：指导婴幼儿阅读的方法	1
			2）婴幼儿阅读活动的特征与形式		
			3）指导婴幼儿阅读的方法		
	3-3 指导婴幼儿认知活动	（1）选择和改编婴幼儿认知游戏	1）选择、改编婴幼儿认知游戏的原则	（1）方法：讲授法、演示法、实训法 （2）重点与难点：认知游戏的选择与示范	1
			2）婴幼儿认知游戏的类型和选择要点		

续表

模块	课程	学习单元	课程内容	培训建议	课堂学时
3. 教育实施	3-3 指导婴幼儿认知活动	（2）创设环境训练婴幼儿认知能力	1）环境创设要求	（1）方法：讲授法、演示法、实训法 （2）重点：认知环境创设方法	1
			2）认知环境创设方法		
		（3）观察、分析和记录婴幼儿认知能力	1）观察、分析和记录婴幼儿认知能力的意义	（1）方法：讲授法、演示法、实训法 （2）重点与难点：观察、分析和记录婴幼儿认知能力的方法	2
			2）观察、分析和记录婴幼儿认知能力的原则		
			3）观察、分析和记录婴幼儿认知能力的方法		
			4）观察、分析和记录婴幼儿认知能力的要求		
	3-4 培养婴幼儿情绪、情感与社会性行为	（1）观察、记录、分析和培养婴幼儿情绪	1）婴幼儿情绪发展水平特征	（1）方法：讲授法、演示法、实训法 （2）重点与难点：培养婴幼儿良好情绪情感的方法	3
			2）游戏与婴幼儿情绪发展		
			3）婴幼儿情绪情感的观察、分析、记录		
			4）促进婴幼儿情绪的发展		
		（2）观察、记录、分析和培养婴幼儿社会性行为	1）婴幼儿社会性行为发展的水平特征	（1）方法：讲授法、演示法、实训法 （2）重点与难点：观察、记录、分析婴幼儿社会性行为发展的方法	3
			2）游戏与婴幼儿社会性行为发展		
			3）培养健康的母婴依恋关系		
			4）婴幼儿社会性行为的观察、分析、记录		
			5）促进婴幼儿社会性行为的发展（引导婴儿处理人际关系）		

续表

模块	课程	学习单元	课程内容	培训建议	课堂学时
3．教育实施	3-4 培养婴幼儿情绪、情感与社会性行为	（3）创设婴幼儿情绪、社会性游戏活动和环境	1）婴幼儿情绪、社会性游戏活动设计	（1）方法：讲授法、演示法、实训法 （2）重点与难点：婴幼儿情绪、社会性游戏活动和环境创设	3
			2）婴幼儿情绪、社会性游戏活动环境的创设		
			3）婴幼儿情绪、社会性游戏活动的指导原则		
	3-5 评价	（1）评价婴幼儿各领域和整体发展水平	1）婴幼儿发展与婴幼儿发展评价的含义	（1）方法：讲授法、演示法、实训法、案例教学法 （2）重点与难点：为不同年龄段婴幼儿实施准确评价	3
			2）粗大动作领域一般发展水平		
			3）精细动作领域一般发展水平		
			4）语言领域一般发展水平		
			5）认知领域一般发展水平		
			6）社会性领域一般发展水平		
		（2）观察、记录、分析、评价婴幼儿个体	1）婴幼儿发展评价的方法	（1）方法：讲授法、案例教学法 （2）重点与难点：观察与准确记录	3
			2）婴幼儿发展评价的基本程序		
			3）对婴幼儿个体进行观察、记录、分析、评价		
		（3）评价婴幼儿气质	1）婴幼儿气质与发展	（1）方法：讲授法、实训法、讨论法、案例教学法 （2）重点与难点：婴幼儿气质评价的方法	4
			2）婴幼儿气质评价的内容		
			3）婴幼儿气质评价的方法		
			4）针对婴幼儿气质评价结果的教育建议		

续表

模块	课程	学习单元	课程内容	培训建议	课堂学时
3. 教育实施	3-5 评价	(4) 实施个别化教学	1) 个别化教学计划的概念 2) 个别化教学计划的类型 3) 个别化教学计划的设计 4) 个别化教学计划的实施步骤	(1) 方法：讲授法、实训法、讨论法、案例教学法 (2) 重点与难点：实施个别化教学	4
4. 指导与培训	4-1 指导	(1) 指导家长	1) 指导的意义 2) 指导的原则 3) 指导的形式 4) 家长不同教养类型的基本特点 5) 不同类型家庭的教养特点 6) 不同家庭成员的教养特点 7) 指导家长的方法和技巧	(1) 方法：讲授法、案例教学法 (2) 重点与难点：指导家长的方法和技巧	2
		(2) 指导育婴员	1) 分析初、中级育婴员个案教学中存在的问题 2) 与家长沟通的方法和技巧	(1) 方法：讲授法、案例教学法 (2) 重点与难点：沟通方法和技巧	2
	4-2 培训	(1) 培训计划编制	1) 培训概述 ①分类、功能、适用人群 ②培训的流程 ③培训的常用方法 2) 编制培训计划 ①意义 ②过程及要素	(1) 方法：讲授法、案例教学法 (2) 重点与难点：培训计划的编制方法、培训分类	2
		(2) 培训计划实施	1) 前期准备 2) 过程管理 3) 培训后续 4) 培训信息的整理、分析 5) 培训信息开发	(1) 方法：讲授法、观摩法、参观法 (2) 重点与难点：培训计划的实施	2
课堂学时合计					68

2.2.5 培训建议中培训方法说明

1．讲授法

讲授法指教师主要运用语言讲述，系统地向学员传授知识，传播思想理念。即教师通过叙述、描绘、解释、推论来传递信息、传授知识、阐明概念、论证定律和公式，引导学员获取知识，认识和分析问题。

2．讨论法

讨论法指在教师的指导下，学员以班级或小组为单位，围绕学习单元的内容，对某一专题进行深入探讨，通过讨论或辩论活动，获得知识或巩固知识的一种教学方法，要求教师在讨论结束时对讨论的主题做归纳性总结。

3．实训（练习）法

实训（练习）法指学员在教师的指导下巩固知识、运用知识、形成技能技巧的方法。通过实际操作的练习，形成操作技能。

4．参观法

参观法指教师组织或指导学员进行实地观察、调查、研究和学习，使学员获得新知识或巩固已学知识的教学方法。参观教学法可细分为"准备性参观、并行性参观、总结性参观"等。

5．演示法

演示法指在教学过程中，教师通过示范操作和讲解使学员获得知识、技能的教学方法。教学中，教师对操作内容进行现场演示，边操作边讲解，强调操作的关键步骤和注意事项，使学员边学边做，理论与技能并重，师生互动，提高学生的学习兴趣和学习效率。

6．案例教学法

案例教学法指通过对案例进行分析，提出问题，分析问题，并找到解决问题的途径和手段，培养学员分析问题、处理问题的能力。

7．项目教学法

项目教学法指以实际应用为目的，将理论知识与实际工作相结合，通过师生共同完成一个完整的项目工作，使学员获得知识和实践操作能力与解决实际问题能力教学方法。其实施以小组为学习单位，步骤一般分为确定项目任务、计划、决策、实施、检查和评价6个步骤。强调学员在学习过程中的主体地位，以学员为中心，以学员学习为主、教师指导为辅，通过完成教学项目，激发学员的学习积极性，使学员既获得相关理论知识，又掌握实践技能和工作方法，提高学员解决实际问题的综合能力。

8．角色扮演法

角色扮演法指学员通过不同角色的扮演，体验自身角色的内涵活动和对方角色的心理，充分展现各种角色的"为"和"位"。在育婴员角色扮演中的"角色"一般分为婴幼儿和育婴员两大类角色，学员通过角色扮演，学习和运用服务技能，以达到能够对婴幼儿提供服务的标准。

9．情景表演法

情景表演法指教师在实施培训前事先准备和布置培训现场，并设定情景表演的情景、对话内容及评估标准，通过学员现场的情景表演活动以及教师对活动效果的及时评估，达到培训的预期效果。

10．实物示教法

实物示教法指教师通过实物的操作演示或对学员实物操作演示的评价，实现对学员技能操作步骤和要领掌握情况的检查、纠错、修正，并演示正确的操作方法的一种教学方法。

11．观摩法

观摩法指让学员通过现场观摩、观看视频等形式，学习、获取知识、技能的一种教学方法。

2.3 考核规范

2.3.1 职业基本素质培训考核规范

考核范围	考核比重（%）	考核内容	考核比重（%）	考核单元
1．职业认知与道德	7	1-1 职业概述	3	（1）职业认知
		1-2 职业道德基本知识	2	（1）道德与职业道德
		1-3 职业守则	2	（1）职业守则
2．婴幼儿生长发育基础知识		2-1 婴幼儿生理发育基础知识	13	（1）婴幼儿生长发育的规律
				（2）婴幼儿解剖及生理特点
				（3）婴幼儿生长发育的测量指标

续表

考核范围	考核比重（%）	考核内容	考核比重（%）	考核单元
2．婴幼儿生长发育基础知识	35	2-2 婴幼儿心理发育基础知识	11	（1）婴幼儿心理发展的一般特征
				（2）婴幼儿心理发展特点
				（3）婴幼儿心理发展常见问题
		2-3 婴幼儿教育基础知识	11	（1）婴幼儿教育基础和教育的基本规律、特点
				（2）婴幼儿教育的主要内容
				（3）婴幼儿教育原则和方法
				（4）婴幼儿教育的常见问题
3．婴幼儿日常生活照料和护理基础知识	50	3-1 婴幼儿营养基础知识	15	（1）营养学基础与营养缺乏病
				（2）各类食物营养成分
				（3）婴幼儿喂养指南
		3-2 食品安全与管理	5	（1）食品安全与管理
		3-3 计划免疫与预防接种基础知识	5	（1）计划免疫与预防接种概述
				（2）预防接种的内容
				（3）预防接种的禁忌证、注意事项、护理
		3-4 婴幼儿保健与护理基础知识	25	（1）婴幼儿生活照料基础知识
				（2）婴幼儿常见症状与疾病护理
				（3）婴幼儿常用药品基础知识
4．安全工作常识	6	4-1 家用电器安全操作	2	（1）家用电器使用及消防安全
		4-2 安全防火知识	2	
		4-3 交通安全	1	（1）交通安全
		4-4 防拐防走失	1	（1）防拐防走失
5．相关法律法规知识	2	5-1 相关法律法规知识	2	（1）相关法律法规知识

2.3.2 初级职业技能培训理论知识考核规范

考核范围	考核比重（%）	考核内容	考核比重（%）	考核单元
1．生活照料	45	1-1 婴幼儿喂养	17	(1) 母乳喂养概述
				(2) 母乳喂养初始阶段的指导
				(3) 母亲工作期间的母乳喂养指导
				(4) 常见四种哺乳姿势的操作及适用对象
				(5) 哺乳期乳房保健与部分母乳喂养的方法与技巧
				(6) 配方奶喂养
				(7) 奶具的分类和使用方法
				(8) 婴儿吐奶、溢奶
				(9) 辅食添加的概念、时机、原则和要求
				(10) 食物过敏以及辅食添加常见问题
				(11) 婴儿蔬果汁制作
				(12) 泥糊状食物的分类、制作及喂食方法
				(13) 婴幼儿平衡膳食
		1-2 照料婴幼儿盥洗	8	(1) 五官的清洁及指甲的修剪
				(2) 头部及会阴部的清洁
				(3) 擦浴
				(4) 沐浴
		1-3 照料婴幼儿睡眠	4	(1) 婴幼儿睡眠床的安置
				(2) 让婴幼儿安静入睡
		1-4 照料婴幼儿排便	4	(1) 培养婴幼儿二便
				(2) 便后清洁
				(3) 为婴幼儿更换尿布
		1-5 照料婴幼儿出行	4	(1) 为婴幼儿选择和更换衣服、鞋袜
				(2) 包裹婴儿
				(3) 背、抱婴幼儿
				(4) 为婴幼儿准备出行用具
				(5) 婴幼儿童车选择和使用
				(6) 儿童汽车安全座椅使用
		1-6 环境与物品清洁	8	(1) 清洁和消毒
				(2) 婴幼儿餐具、毛巾、衣物清洁、消毒
				(3) 婴幼儿玩具和图书清洁、消毒
				(4) 婴幼儿尿布、便器清洁、消毒

续表

考核范围	考核比重(%)	考核内容	考核比重(%)	考核单元
2. 保健与护理	30	2-1 三浴锻炼与抚触	10	(1) 婴幼儿三浴锻炼
				(2) 婴幼儿全身抚触
		2-2 常见症状护理	10	(1) 体温测量
				(2) 为患儿服用相应的药物
		2-3 意外伤害处理	10	(1) 表皮擦伤处理
				(2) 四肢扭伤处理
				(3) 皮下血肿处理
				(4) 蚊虫叮、蛰、咬处理
3. 教育实施	25	3-1 训练婴幼儿动作能力	10	(1) 婴幼儿粗大动作训练与指导
				(2) 婴幼儿精细动作训练与指导
		3-2 训练婴幼儿听和说能力	7	(1) 听和说能力训练与指导
		3-3 指导婴幼儿认知活动	8	(1) 婴幼儿认知综合活动训练与指导

2.3.3 初级职业技能培训操作技能考核规范

考核范围	考核比重(%)	考核内容	考核比重(%)	考核形式	选考方式	考核时间(分钟)	重要程度
1. 生活照料	50	1-1 婴幼儿喂养	15	实操+口试	必考	15	X
		1-2 照料婴幼儿盥洗	10	实操+口试	必考	15	X
		1-3 照料婴幼儿睡眠	5	实操+口试	必考	5	X
		1-4 照料婴幼儿排便	5	实操+口试	必考	5	X
		1-5 照料婴幼儿出行	5	实操+口试	必考	5	X
		1-6 环境与物品清洁	10	实操+口试	必考	15	X

续表

考核范围	考核比重（%）	考核内容	考核比重（%）	考核形式	选考方式	考核时间（分钟）	重要程度
2．保健与护理	25	2-1 三浴锻炼与抚触	10	实操+口试	必考	5	X
		2-2 常见症状护理	5	实操+口试	必考	15	X
		2-3 意外伤害处理	10	实操+口试	必考	15	X
3．教育实施	25	3-1 训练婴幼儿动作能力	10	实操+口试	必考	5	X
		3-2 训练婴幼儿听和说能力	5	实操+口试	必考	5	X
		3-3 指导婴幼儿认知活动	10	实操+口试	必考	15	X

2.3.4 中级职业技能培训理论知识考核规范

考核范围	考核比重（%）	考核内容	考核比重（%）	考核单元
1．生活照料	35	1-1 食品制作	15	（1）婴幼儿点心制作
				（2）婴幼儿粥品制作
				（3）婴幼儿面点制作
				（4）婴幼儿肉类食物制作
				（5）婴幼儿青菜类食物制作
				（6）一日膳食所需食物种类
				（7）0～6个月婴幼儿一日膳食安排
				（8）7～12个月婴幼儿一日膳食安排
				（9）13～18个月婴幼儿一日膳食安排
				（10）19～24个月婴幼儿一日膳食安排
				（11）25～36个月婴幼儿一日膳食安排

续表

考核范围	考核比重(%)	考核内容	考核比重(%)	考核单元
1．生活照料	35	1-2 作息安排与习惯培养	20	(1) 7～18个月婴幼儿的一日作息表制定 (2) 19～36个月婴幼儿的一日作息表制定 (3) 婴幼儿习惯的培养 (4) 教婴幼儿洗手 (5) 教婴幼儿刷牙
2．保健与护理	30	2-1 生长监测和发育评价	15	(1) 生长监测和评价
		2-2 常见症状和疾病护理	10	(1) 发热婴幼儿护理 (2) 便秘婴幼儿护理 (3) 婴幼儿鹅口疮护理 (4) 尿布性皮炎护理 (5) 新生儿脐炎护理 (6) 湿疹护理
		2-3 意外伤害的预防与处理	5	(1) 生活和环境安全知识 (2) 心肺复苏 (3) 气管异物急救 (4) 被宠物咬伤、抓伤的伤口处理与预防
3．教育实施	35	3-1 训练婴幼儿动作能力	7	(1) 为婴幼儿做被动操 (2) 为婴幼儿做主动操 (3) 为婴幼儿做模仿操 (4) 为婴幼儿做手指操
		3-2 训练婴幼儿听和说能力	8	(1) 运用图书和图片帮助婴幼儿发展听和说能力 (2) 为婴幼儿选择发展听和说能力的有声读物 (3) 为婴幼儿选择发展听和说能力的游戏 (4) 运用节律游戏活动促进婴幼儿听和说能力
		3-3 指导婴幼儿认知活动	10	(1) 婴幼儿认知游戏 (2) 婴幼儿艺术表现游戏
		3-4 培养婴幼儿情绪、情感与社会性行为	10	(1) 识别和应对婴幼儿基本情绪的表达 (2) 促进婴幼儿社会性发展的游戏

2.3.5 中级职业技能培训操作技能考核规范

考核范围	考核比重（%）	考核内容	考核比重（%）	考核形式	选考方式	考核时间（分钟）	重要程度
1．生活照料	40	1-1 食品制作	20	实操+口试	必考	15	X
		1-2 作息安排与习惯培养	20	实操+口试	必考	15	X
2．保健与护理	25	2-1 生长监测和发育评价	10	实操+口试	必考	20	X
		2-2 常见症状和疾病护理	8	实操+口试	必考	5	X
		2-3 意外伤害的预防与处理	7	实操+口试	必考	5	X
3．教育实施	35	3-1 训练婴幼儿动作能力	10	实操+口试	必考	15	X
		3-2 训练婴幼儿听和说能力	10	实操+口试	必考	5	X
		3-3 指导婴幼儿认知活动	10	实操+口试	必考	5	X
		3-4 培养婴幼儿情绪、情感与社会性行为	5	实操+口试	必考	5	X

2.3.6 高级职业技能培训理论知识考核规范

考核范围	考核比重（%）	考核内容	考核比重（%）	考核单元
1．生活照料	30	1-1 食谱编制	20	（1）编制食谱的方法
				（2）7～12个月婴幼儿一周食谱编制
				（3）13～18个月婴幼儿一周食谱编制
				（4）19～24个月婴幼儿一周食谱编制
				（5）25～36个月婴幼儿一周食谱编制
		1-2 预防与消毒	10	（1）预防
				（2）消毒

续表

考核范围	考核比重(%)	考核内容	考核比重(%)	考核单元
2．保健与护理	25	2-1 常见症状与疾病护理	15	(1) 患呼吸道疾病婴幼儿护理
				(2) 高热惊厥婴幼儿护理
				(3) 呕吐、腹泻婴幼儿护理
				(4) 早产儿护理
		2-2 意外伤害的预防与处理	10	(1) 骨折急救
				(2) 溺水急救
				(3) 触电急救
				(4) 烫伤急救
3．教育实施	35	3-1 训练婴幼儿动作能力	5	(1) 选择和改编婴幼儿粗大动作游戏
				(2) 选择和改编婴幼儿精细动作游戏
		3-2 训练婴幼儿听和说能力	8	(1) 创编促进婴幼儿听和说能力发展的游戏
				(2) 利用生活环境和设施训练婴幼儿听和说
				(3) 观察、分析和记录婴幼儿听和说的行为
				(4) 指导婴幼儿阅读活动
		3-3 指导婴幼儿认知活动	8	(1) 选择和改编婴幼儿认知游戏
				(2) 创设环境训练婴幼儿认知能力
				(3) 观察、分析和记录婴幼儿认知能力
		3-4 培养婴幼儿情绪、情感与社会性行为	9	(1) 观察、记录、分析和培养婴幼儿情绪
				(2) 观察、记录、分析和培养婴幼儿社会性行为
				(3) 创设婴幼儿情绪、社会性游戏活动和环境
		3-5 评价	5	(1) 评价婴幼儿各领域和整体发展水平
				(2) 观察、记录、分析、评价婴幼儿个体
				(3) 评价婴幼儿气质
				(4) 实施个别化教学
4．培训与指导	10	4-1 指导	5	(1) 指导家长
				(2) 指导育婴员
		4-2 培训	5	(1) 培训计划编制
				(2) 培训计划实施

2.3.7 高级职业技能培训操作技能考核规范

考核范围	考核比重（%）	考核内容	考核比重（%）	考核形式	选考方式	考核时间（分钟）	重要程度
1．生活照料	35	1-1 食谱编制	20	实操+口试	必考	20	X
		1-2 预防与消毒	15	实操+口试	必考	15	X
2．保健与护理	25	2-1 常见症状与疾病护理	15	实操+口试	必考	5	X
		2-2 意外伤害的预防与处理	10	实操+口试	必考	15	X
3．教育实施	35	3-1 训练婴幼儿动作能力	6	实操+口试	必考	15	X
		3-2 训练婴幼儿听和说能力	6	实操+口试	必考	5	X
		3-3 指导婴幼儿认知活动	6	实操+口试	必考	5	X
		3-4 培养婴幼儿情绪、情感与社会性行为	7	实操+口试	必考	5	X
		3-5 评价	10	实操+口试	必考	10	X
4．培训与指导	5	4-1 指导	2	实操+口试	必考	5	X
		4-2 培训	3	实操+口试	必考	5	X

附录

培训要求与课程规范对照表

附录

附录1 职业基本素质培训要求与课程规范对照表

2.1.1 职业基本素质培训要求			2.2.1 职业基本素质培训课程规范			
职业基本素质模块（模块）	培训内容（课程）	培训细目	学习单元	课程内容	培训建议	课堂学时
1. 职业认知与职业道德	1-1 职业概述	(1) 育婴行业简介 (2) 育婴员的工作内容	(1) 职业认知	1) 育婴行业概述 ①职业定义 ②职业简介 2) 育婴员的工作内容 3) 基本礼仪 4) 沟通技巧	(1) 方法：讲授法、案例教学法 (2) 重点与难点：职业定义	1
	1-2 职业道德基本知识	(1) "四德"建设的主要内容 (2) 社会主义核心价值观 (3) 职业道德修养 (4) 育婴员职业道德规范	(1) 道德与职业道德	1) 道德 ①道德的含义 ②维持道德的依据 ③公民道德规范 ④社会主义核心价值观 2) 职业道德 ①职业道德的概念 ②各行业共同的道德内容 ③服务态度、服务质量、职业道德三者的关系 ④加强职业道德修养 3) 育婴员的职业道德规范	(1) 方法：讲授法、案例教学法 (2) 重点与难点：职业道德	1
	1-3 职业守则	(1) 职业守则	(1) 职业守则	1) 热爱儿童，爱岗敬业 2) 诚信服务，善于沟通 3) 勤奋好学，钻研业务	(1) 方法：讲授法、案例教学法 (2) 重点与难点：职业守则	1
2. 婴幼儿生长发育基础知识	2-1 婴幼儿生理发育基础知识	(1) 生长发育基本规律 (2) 婴幼儿年龄分期及各期特点 (3) 婴幼儿解剖及生理特点 (4) 生长发育的测量指标	(1) 婴幼儿生长发育的规律	1) 婴幼儿年龄阶段的划分 2) 生长发育的基本规律 ①生长发育的连续性和阶段性 ②各系统器官发育的不平衡性 ③生长发育的一般规律 ④生长发育的个体差异 3) 影响生长发育的因素 ①遗传因素 ②环境因素（营养、孕母情况、生活环境、疾病）	(1) 方法：讲授法 (2) 重点：生长发育的基本规律、年龄分段及特点 (3) 难点：各年龄段分段、不同分段的特点	1

职业基本素质培训要求与课程规范对照表

续表

2.1.1 职业基本素质培训要求			2.2.1 职业基本素质培训课程规范			
职业基本素质模块（模块）	培训内容（课程）	培训细目	学习单元	课程内容	培训建议	课堂学时
2. 婴幼儿生长发育基础知识	2-1 婴幼儿生理发育基础知识	(1) 生长发育基本规律 (2) 婴幼儿年龄分期及各期特点 (3) 婴幼儿解剖及生理特点 (4) 生长发育的测量指标	(2) 婴幼儿解剖及生理特点	1) 消化系统解剖生理特点 2) 呼吸系统解剖生理特点 3) 循环系统解剖生理特点 4) 泌尿系统解剖生理特点 5) 造血和血常规特点 6) 神经系统解剖生理特点 7) 运动系统解剖生理特点 8) 生殖系统解剖生理特点 9) 内分泌系统概况	(1) 方法：讲授法、演示法 (2) 重点：婴幼儿消化、神经、运动系统解剖生理特点	2
			(3) 婴幼儿生长发育的测量指标	1) 体重的增长特点 2) 身长（高）的增长特点 3) 头围的增长特点 4) 胸围的增长特点 5) 上臂围的增长特点 6) 坐高的增长特点	(1) 方法：讲授法、实训法 (2) 重点：体格生长常用指标	2
	2-2 婴幼儿心理发育基础知识	(1) 婴幼儿心理发展的一般特征 (2) 婴幼儿心理发展特点 (3) 婴幼儿心理发展常见问题	(1) 婴幼儿心理发展的一般特征	1) 发展的连续性及年龄阶段性 2) 婴幼儿心理发展阶段的稳定性和可塑性 3) 婴幼儿心理发展是整个儿童心理发展的早期阶段	(1) 方法：讲授法、案例教学法 (2) 重点：婴幼儿心理发展是整个儿童心理发展的早期阶段 (3) 难点：婴幼儿心理发展年龄阶段的稳定性和可塑性	1
			(2) 婴幼儿心理发展特点	1) 感知觉能力的发展 2) 记忆能力的发展 3) 思维能力的发展 4) 想象能力的发展 5) 注意特性的变化	(1) 方法：讲授法、案例教学法 (2) 重点：感知觉能力、思维能力、自我意识、情绪情感、语言能力、动作能力 (3) 难点：意志力、想象力、气质特征	2

附录

续表

2.1.1 职业基本素质培训要求			2.2.1 职业基本素质培训课程规范			
职业基本素质模块（模块）	培训内容（课程）	培训细目	学习单元	课程内容	培训建议	课堂学时
2. 婴幼儿生长发育基础知识	2-2 婴幼儿心理发育基础知识	(1) 婴幼儿心理发展的一般特征 (2) 婴幼儿心理发展特点 (3) 婴幼儿心理发展常见问题	(2) 婴幼儿心理发展特点	6) 人际交往关系的发展变化 7) 自我意识的发展 8) 情绪和情感的发展 9) 意志力的发展 10) 气质特征 11) 言语的发展 12) 动作能力的发展		
			(3) 婴幼儿心理发展常见问题	1) 易怒，滥发脾气 2) 胆小退缩 3) 说谎 4) 攻击行为与破坏行为 5) 口吃 6) 不良行为习惯	(1) 方法：讲授法、案例教学法 (2) 重点：易怒、滥发脾气，胆小退缩，攻击行为与破坏行为 (3) 难点：说谎，不良行为习惯	2
	2-3 婴幼儿教育基础知识	(1) 婴幼儿教育概述 (2) 婴幼儿教育的基本规律和特点 (3) 婴幼儿教育的主要内容 (4) 婴幼儿教育原则和方法 (5) 婴幼儿教育的常见问题	(1) 婴幼儿教育基础和教育的基本规律、特点	1) 婴幼儿教育基础 ①婴幼儿教育的含义 ②婴幼儿教育的重要意义 2) 婴幼儿教育的基本规律和特点 ①通过感官进行学习 ②会主动进行学习 ③注意力不集中 ④需要反复教育	(1) 方法：讲授法 (2) 重点：教育的生理意义，通过感官进行学习 (3) 难点：教育的心理意义，需要反复教育	1
			(2) 婴幼儿教育的主要内容	1) 动作能力 2) 听和说能力 3) 认知能力 4) 社会性行为和情绪情感 5) 人格发展 6) 艺术感受力	(1) 方法：讲授法 (2) 重点：动作能力，听和说能力，认知能力 (3) 难点：社会性行为和情绪情感，人格发展	1
			(3) 婴幼儿教育原则和方法	1) 婴幼儿教育原则 ①尊重婴幼儿发展权利 ②促进婴幼儿全面和谐发展 ③以情感体验为主体 ④保教并重 ⑤关注个体差异，促进婴幼儿个体发展 2) 婴幼儿教育方法 ①观察法 ②练习法 ③积极鼓励法 ④游戏法 ⑤实践法	(1) 方法：讲授法 (2) 重点：尊重婴幼儿发展权利的原则，观察法、练习法、游戏法、积极鼓励法、实践法 (3) 难点：关注个体差异，促进婴幼儿个体发展的原则，积极鼓励法，实践法	1

职业基本素质培训要求与课程规范对照表

续表

2.1.1 职业基本素质培训要求			2.2.1 职业基本素质培训课程规范			
职业基本素质模块（模块）	培训内容（课程）	培训细目	学习单元	课程内容	培训建议	课堂学时
2. 婴幼儿生长发育基础知识	2-3 婴幼儿教育基础知识	（1）婴幼儿教育概述 （2）婴幼儿教育的基本规律和特点 （3）婴幼儿教育的主要内容 （4）婴幼儿教育原则和方法 （5）婴幼儿教育的常见问题	（4）婴幼儿教育的常见问题	1）恋物 2）感觉统合失调 3）社交敏感症 4）爱哭闹 5）分离焦虑	（1）方法：讲授法 （2）重点与难点：感觉统合失调，注意力不集中	1
3. 婴幼儿日常生活照料和护理基础知识	3-1 婴幼儿营养基础知识	（1）营养素及营养成分概述 （2）能量及营养素 （3）婴幼儿喂养指南	（1）营养学基础与营养缺乏病	1）营养素 2）营养成分 3）能量 4）蛋白质 5）脂类 6）碳水化合物和膳食纤维 7）矿物质 8）维生素 9）水	（1）方法：讲授法 （2）重点：蛋白质、脂类、矿物质生理功能 （3）难点：矿物质、维生素、水生理功能和缺乏的临床表现，膳食纤维的生理功能	9
			（2）各类食物营养成分	1）谷类 2）蔬菜和水果 3）鱼、禽、肉、蛋等动物性食物 4）乳类、大豆和坚果 5）烹调油和盐 6）营养标签解读	（1）方法：讲授法 （2）重点：各类食物营养特点 （3）难点：婴幼儿纯能量食物的选择	1
			（3）婴幼儿喂养指南	1）0～6个月婴幼儿喂养指南 2）7～24个月婴幼儿喂养指南 3）2～3岁学龄前儿童喂养指南	（1）方法：讲授法 （2）重点与难点：不同阶段婴幼儿的喂养指南	3
	3-2 食品安全与管理	（1）食品安全与管理	（1）食品安全与管理	1）食品安全概述 2）采购婴幼儿食品的安全 3）婴幼儿食物储存、制作的卫生与安全 4）婴幼儿喂养安全	（1）方法：讲授法 （2）重点与难点：婴幼儿食物储存、制作的卫生与安全	2
	3-3 计划免疫与预防接种基础知识	（1）计划免疫与预防接种概述 （2）预防接种内容 （3）预防接种的禁忌证、注意事项和护理	（1）计划免疫与预防接种概述	1）计划免疫与预防接种的概念 2）主动免疫与被动免疫的概念	（1）方法：讲授法 （2）重点与难点：计划免疫的护理、计划免疫疫苗的种类	1
			（2）预防接种的内容	1）国家免疫规划疫苗的预防接种 2）国家免疫规划外疫苗的预防接种	（1）方法：讲授法 （2）重点：预防接种的种类与预防的传染病、预防接种的时间 （3）难点：预防接种的程序	1

续表

2.1.1 职业基本素质培训要求			2.2.1 职业基本素质培训课程规范			
职业基本素质模块（模块）	培训内容（课程）	培训细目	学习单元	课程内容	培训建议	课堂学时
3. 婴幼儿日常生活照料和护理基础知识	3-3 计划免疫与预防接种基础知识	(1) 计划免疫与预防接种概述 (2) 预防接种内容 (3) 预防接种的禁忌证、注意事项和护理	(3) 预防接种的禁忌证、注意事项、护理	1) 预防接种的禁忌证 2) 不宜进行预防接种、暂缓预防接种的情况 3) 预防接种前的注意事项 4) 预防接种后的护理	(1) 方法：讲授法 (2) 重点：预防接种的注意事项和护理 (3) 难点：预防接种的禁忌证	1
	3-4 婴幼儿保健与护理基础知识	(1) 婴幼儿生活照料基础知识 (2) 婴幼儿常见症状与疾病护理基础 (3) 婴幼儿常用药品基础知识	(1) 婴幼儿生活照料基础知识	1) 生活照料的基本原则 2) 日常照料（背抱、包裹婴幼儿方法，喂养，三浴锻炼，盥洗，二便培养，睡眠习惯的养成，消毒日常物品，出行准备）	(1) 方法：讲授法 (2) 重点与难点：日常照料	1
			(2) 婴幼儿常见症状与疾病护理	1) 特殊生理状况的护理 2) 常见症状的护理与预防 3) 常见疾病的护理 ①常见传染病护理与预防（麻疹、流行性腮腺炎、手足口病、甲型病毒性肝炎、乙型病毒性肝炎、水痘、乙脑、细菌性痢疾） ②常见疾病的护理（皮肤过敏、肺炎、肠梗阻等）	(1) 方法：讲授法 (2) 重点：常见症状的护理 (3) 难点：不同传染病的护理	1
			(3) 婴幼儿常用药品基础知识	1) 婴幼儿常用西药的作用、方法、注意事项 2) 婴幼儿常用中药的作用、方法、注意事项	(1) 方法：讲授法 (2) 重点：常用药物的注意事项 (3) 难点：常用药物的作用	1
4. 安全工作常识	4-1 家用电器安全操作	(1) 常见家用电器安全操作 (2) 家庭用电安全	(1) 家用电器使用及消防安全	1) 家用电器安全操作 ①家庭用电安全常识 ②常见家用电器简介及操作规范 ③常见母婴电器简介及操作规范 2) 安全防火知识 ①安全防火的基本知识 ②火灾的处理流程 ③火灾自救、救助的基本常识	(1) 方法：参观法、讲授法、实训法 (2) 重点：家庭用电常识、电器的操作规范、安全防护基本知识、火灾处理流程 (3) 难点：常见母婴电器简介及操作规范、火灾的处理流程	1
	4-2 安全防火知识	(1) 火灾的处理流程				

续表

2.1.1 职业基本素质培训要求			2.2.1 职业基本素质培训课程规范			
职业基本素质模块（模块）	培训内容（课程）	培训细目	学习单元	课程内容	培训建议	课堂学时
4. 安全工作常识	4-3 交通安全	（1）婴儿交通安全常识 （2）婴幼儿交通安全相关产品的选择	（1）交通安全	1）婴幼儿交通安全常识 2）婴幼儿交通安全相关产品的选择与使用 ①安全座椅 ②牵引绳 ③反光标志	（1）方法：参观法、实训法、讲授法 （2）重点：交通安全常识 （3）难点：安全产品的选择与应用	1
	4-4 防拐防走失	（1）防拐防走失的注意事项	（1）防拐防走失	1）防拐的注意事项 2）防走失的注意事项	（1）方法：讨论法、案例法、角色扮演法 （2）重点与难点：防拐防走失的注意事项	1
5. 相关法律法规知识	5-1 相关法律法规知识	（1）《中华人民共和国劳动法》相关知识 （2）《中华人民共和国劳动合同法》相关知识 （3）《中华人民共和国妇女权益保障法》相关知识 （4）《中华人民共和国母婴保健法》相关知识 （5）《中华人民共和国未成年人保护法》相关知识 （6）《中华人民共和国食品卫生法》相关知识 （7）《中华人民共和国教育法》相关知识	（1）相关法律法规知识	1）《中华人民共和国劳动法》相关知识 ①劳动合同 ②工资 ③劳动安全 2）《中华人民共和国劳动合同法》相关知识 ①劳动合同的形式 ②劳动合同必备条款 ③其他 3）《中华人民共和国妇女权益保障法》相关知识 ①相关权利 ②相关权益 4）《中华人民共和国母婴保健法》相关知识 ①母婴保健技术服务主要内容 ②婴儿保健 ③母乳喂养 5）《中华人民共和国未成年人保护法》相关知识 6）《中华人民共和国食品卫生法》相关知识 ①食品卫生 ②食品添加剂卫生 7）《中华人民共和国教育法》相关知识	（1）方法：讲授法、案例教学法 （2）重点与难点：与育婴员工作相关的法律知识	1
课堂学时合计						42

附录

附录2 初级职业技能培训要求与课程规范对照表

	2.1.2 初级职业技能培训要求			2.2.2 初级职业技能培训课程规范			
职业功能模块（模块）	培训内容（课程）	技能目标	培训细目	学习单元	课程内容	培训建议	课堂学时
1. 生活照料	1-1 婴幼儿喂养	1-1-1 能指导母乳喂养	（1）母乳喂养的特点 （2）促进母乳喂养成功的措施 （3）母乳喂养的评估 （4）常见哺乳期乳房问题的指导 （5）部分母乳喂养的方法	（1）母乳喂养概述	1）母乳喂养定义 2）母乳喂养的益处 3）婴儿喂养方式 ①母乳喂养（纯母乳喂养、部分母乳喂养） ②人工喂养 4）母乳的分期与成分变化（初乳、过渡乳、成熟乳）	（1）方法：讲授法、演示法、实训法 （2）重点与难点：母乳成分特点、分期的变化、初乳的特点与其对婴儿的意义	1
				（2）母乳喂养初始阶段的指导	1）三早 ①母婴早接触 ②早吸吮 ③早开奶 2）按需喂养 ①识别婴儿需要吃母乳时的表现 ②识别母亲乳房的哺乳需要 ③母乳喂养次数和数量的控制 3）母婴同室 4）建立母乳喂养的信心	（1）方法：讲授法、讨论法 （2）重点与难点：顺利开始母乳喂养的关键步骤	2
				（3）母亲工作期间的母乳喂养指导	1）母乳的挤出 ①挤奶环境的选择 ②挤奶的方法 ③吸奶器的使用方法 2）母乳的保存 3）泌乳量的保持方法	（1）方法：讲授法、实物示教法 （2）重点与难点：教会母亲手挤奶的方法、选择合适的喇叭口	2
				（4）常见四种哺乳姿势的操作及适用对象	1）坐式（搂抱式、交叉搂抱、橄榄球抱）、平躺式、半躺式、侧躺式 2）常用哺乳工具的使用（哺乳枕、靠垫、脚凳、背巾）	（1）方法：讲授法、演示法、实训法、实物示教法 （2）重点与难点：特殊情况下平躺式、半躺式哺乳姿势	2

续表

2.1.2 初级职业技能培训要求				2.2.2 初级职业技能培训课程规范			
职业功能模块（模块）	培训内容（课程）	技能目标	培训细目	学习单元	课程内容	培训建议	课堂学时
1. 生活照料	1-1 婴幼儿喂养	1-1-1 能指导母乳喂养	（1）母乳喂养的特点 （2）促进母乳喂养成功的措施 （3）母乳喂养的评估 （4）常见哺乳期乳房问题的指导 （5）部分母乳喂养的方法	（4）常见四种哺乳姿势的操作及适用对象	3）异常情况的判断（鼻塞、窒息、情绪反应） 4）特殊情况下哺乳姿势选择 ①剖宫产后第一天 ②乳头疼痛 ③婴儿舌系带短 ④双胞胎哺乳		
				（5）哺乳期乳房保健与部分母乳喂养的方法与技巧	1）哺乳前乳房的按摩与放松 2）哺乳内衣的选择：哺乳文胸、哺乳衣、防溢乳垫的使用 3）部分母乳喂养的分类 4）部分母乳喂养的方法 ①补授法 ②代授法 5）部分母乳喂养的要求和注意事项	（1）方法：讲授法、案例教学法、实训法 （2）重点与难点：哺乳前后的指导方法、判断母乳量是否充足	1
		1-1-2 能为婴幼儿进行配方奶喂养	（1）配方奶喂养方法 （2）奶粉的种类与选择 （3）给婴儿饮水的方法 （4）奶瓶、奶嘴的分类 （5）用奶瓶喂奶的方法 （6）奶瓶清洗、消毒的方法 （7）温奶的方法	（6）配方奶喂养	1）婴幼儿需要添加配方奶的情况 ①判断母乳不够充足的指标 ②不适于喂母乳的情况 2）混合喂养的方法 ①母乳与配方奶喂养的搭配 ②以母乳喂养为主，配方奶为辅助添加 3）特殊情况下配方奶喂养 ①腹泻 ②便秘 ③乳糖不耐受 4）不同月龄婴幼儿配方奶喂养次数和数量的控制	（1）方法：讲授法、案例教学法、实训法 （2）重点与难点：判断添加配方奶的指征，混合喂养过程中配方奶的添加量，治疗性配方奶选择与调配	1

续表

2.1.2 初级职业技能培训要求				2.2.2 初级职业技能培训课程规范			
职业功能模块（模块）	培训内容（课程）	技能目标	培训细目	学习单元	课程内容	培训建议	课堂学时
1. 生活照料	1-1 婴幼儿喂养	1-1-2 能为婴幼儿进行配方奶喂养	(1) 配方奶喂养方法 (2) 奶粉的种类与选择 (3) 给婴儿饮水的方法 (4) 奶瓶、奶嘴的分类 (5) 用奶瓶喂奶的方法 (6) 奶瓶清洗、消毒的方法 (7) 温奶的方法	(6) 配方奶喂养	5) 饮水（饮水量、饮水时间） 6) 常见配方奶粉的阶段及适用月龄划分（一段、二段、三段） 7) 奶粉的调配方法与调配步骤 8) 奶粉保存方法		
				(7) 奶具的分类和使用方法	1) 常见奶瓶的种类、材质、容量、功能 2) 奶嘴的种类、形状、大小、材质 3) 其他奶具 4) 用奶瓶喂奶的步骤和要求 5) 婴儿拒绝奶瓶、奶嘴情况下的替代方法 6) 温奶的方法	(1) 方法：讲授法、实训法 (2) 重点与难点：奶嘴、奶瓶的清洁，喂奶过程中与婴儿互动与观察，拒绝奶瓶婴儿的喂养方法	2
		1-1-3 能进行婴儿溢奶的预防和处理	(1) 婴儿溢奶的预防和处理 (2) 呛奶后的急救方法 (3) 情况特殊的婴儿吐奶溢奶的照料与护理方法	(8) 婴儿吐奶、溢奶	1) 吐奶、溢奶的区分 2) 造成哺乳后吐奶、溢奶的原因 3) 婴儿吐奶、溢奶的预防方法 4) 吐奶、溢奶后的护理 5) 情况特殊的吐奶、溢奶的照料与护理 6) 呛奶的急救方法	(1) 方法：讲授法、演示法、实训法 (2) 重点与难点：哺乳后拍嗝方法	2

初级职业技能培训要求与课程规范对照表

续表

2.1.2 初级职业技能培训要求				2.2.2 初级职业技能培训课程规范			
职业功能模块（模块）	培训内容（课程）	技能目标	培训细目	学习单元	课程内容	培训建议	课堂学时
1. 生活照料	1-1 婴幼儿喂养	1-1-4 能正确添加辅食	（1）添加食物的方法 （2）制作婴儿泥糊状食物 （3）喂食泥糊状食物 （4）制作蔬果汁 （5）蔬果汁添加月龄及添加方法 （6）常见辅食添加问题	（9）辅食添加的概念、时机、原则和要求	1）辅食添加的定义及目的 2）婴儿喂养过程的三阶段 ①液体食物喂养阶段 ②泥糊状食物引入阶段 ③固体食物进食阶段 3）应进行辅食添加的婴儿的指征 4）吸吮和吞咽与咀嚼功能的区别 5）咀嚼功能对婴儿语言能力发育的直接影响 6）婴儿添加泥糊状食物的时间掌握、婴儿添加食物的顺序	（1）方法：讲授法、演示法、实训法 （2）重点与难点：婴幼儿吸吮—吞咽—咀嚼的发展过程	1
				（10）食物过敏以及辅食添加常见问题	1）食物过敏 ①引起婴儿食物过敏的主要原因 ②婴儿过敏表现 ③引起婴儿过敏的食物种类 ④食物过敏原因 ⑤降低婴儿食物过敏的方法 2）给婴儿添加泥糊状食品时量的掌握 3）培养良好的进食习惯 4）常见问题（婴儿拒食、哭闹、呕吐、腹泻、消化不良、皮疹等） 5）定期检测婴儿生长发育状况	（1）方法：讲授法、案例教学法 （2）重点与难点：对食物过敏表现的认知	2

续表

2.1.2 初级职业技能培训要求				2.2.2 初级职业技能培训课程规范			
职业功能模块（模块）	培训内容（课程）	技能目标	培训细目	学习单元	课程内容	培训建议	课堂学时
1．生活照料	1-1 婴幼儿喂养	1-1-4 能正确添加辅食	（1）添加食物的方法 （2）制作婴儿泥糊状食物 （3）喂食泥糊状食物 （4）制作蔬果汁 （5）蔬果汁添加月龄及添加方法 （6）常见辅食添加问题	（11）婴儿蔬果汁制作	1）蔬果的选择 2）蔬果的清洗 3）蔬果汁的制作工具 4）蔬果汁添加方法及注意事项 5）蔬果汁制作及注意事项 ①青菜（叶菜）汁 ②西红柿汁 ③胡萝卜汁 ④苹果汁 ⑤橙汁 ⑥葡萄汁 ⑦蔬果混合汁	（1）方法：演示法、讲授法、实训法 （2）重点：蔬菜汁的制作方法	1
				（12）泥糊状食物的分类、制作及喂食方法	1）泥糊状食物的作用 2）泥糊状分类（果泥、菜泥、肉泥） 3）泥糊状食物的添加月龄 4）泥糊状食物制作的方法与步骤 ①添加泥糊状食物的原则 ②添加泥糊状食物的方法，以及喂食的量、时间 ③喂食工具：用勺、杯进食	（1）方法：讲授法、实训法 （2）重点与难点：制作泥糊状食物的流程和给喂方法	2
		1-1-5 能制作婴幼儿菜肴	（1）婴幼儿菜肴制作 （2）婴幼儿膳食安排	（13）婴幼儿平衡膳食	1）婴儿平衡膳食的要求 2）原料选择的原则 3）膳食制作的原则 ①加工和烹饪的方法 ②制作婴幼儿菜肴标准 ③食品卫生要求 4）为婴幼儿挑选食物 5）合理安排婴幼儿的零食	（1）方法：讲授法、演示法、实训法 （2）重点与难点：平衡膳食的要求，婴幼儿食物的选择和烹饪	2

初级职业技能培训要求与课程规范对照表

续表

职业功能模块（模块）	2.1.2 初级职业技能培训要求			2.2.2 初级职业技能培训课程规范			
	培训内容（课程）	技能目标	培训细目	学习单元	课程内容	培训建议	课堂学时
1. 生活照料	1-2 照料婴幼儿盥洗	1-2-1 能清洁五官及修剪指甲	(1) 眼部清洁 (2) 耳朵清洁 (3) 鼻部清洁 (4) 口腔清洁 (5) 牙齿清洁 (6) 指（趾）甲修剪	(1) 五官的清洁及指甲的修剪	1) 眼、鼻、耳、口腔及牙齿的清洁 ①生理特点 ②盥洗要求 ③操作方法 2) 指甲（趾）的修剪 ①指甲的生理结构 ②操作方法	(1) 方法：讲授法、演示法、实训法 (2) 重点与难点：五官清洗的操作方法	2
		1-2-2 能为婴幼儿洗脸、洗头、洗臀部	(1) 脸部清洗 (2) 头部清洗 (3) 臀部清洗	(2) 头部及会阴部的清洁	1) 头部的生理特点及清洁 ①生理特点 ②头发的清洁方法 ③面部的清洁方法 2) 外阴的生理特点及清洁 ①女婴外阴的清洁方法 ②男婴外阴的清洁方法 ③常见问题	(1) 方法：讲授法、演示法、实训法 (2) 重点与难点：头部、外阴的清洁方法	2
		1-2-3 能进行擦浴、沐浴	(1) 擦浴 (2) 沐浴	(3) 擦浴	1) 皮肤生理结构 ①婴幼儿皮肤生理结构 ②沐浴、擦浴的意义 2) 擦浴 ①适用情况 ②擦浴顺序	(1) 方法：讲授法、演示法、实训法 (2) 重点与难点：擦浴的方法	2
				(4) 沐浴	1) 盆浴 2) 坐浴 3) 淋浴	(1) 方法：讲授法、演示法、实训法 (2) 重点与难点：沐浴的方法	3
	1-3 照料婴幼儿睡眠	1-3-1 能安置婴幼儿睡眠床	(1) 婴幼儿寝具的配置 (2) 婴幼儿床单、枕套、被套的整理	(1) 婴幼儿睡眠床的安置	1) 婴幼儿寝具的种类及选择 2) 婴幼儿的睡眠安全	(1) 方法：讲授法、演示法 (2) 重点与难点：为婴幼儿铺平、平整床单、被套	1

续表

2.1.2 初级职业技能培训要求				2.2.2 初级职业技能培训课程规范			
职业功能模块（模块）	培训内容（课程）	技能目标	培训细目	学习单元	课程内容	培训建议	课堂学时
1. 生活照料	1-3 照料婴幼儿睡眠	1-3-2 能安抚婴幼儿睡眠	（1）婴幼儿入睡的安抚 （2）婴幼儿睡眠照护 （3）婴幼儿良好睡眠环境的营造	（2）让婴幼儿安静入睡	1）婴幼儿睡眠的生理特点 ①睡前生理特点 ②睡眠中的生理特点 ③正常睡眠时间 2）睡眠和婴幼儿生长发育关系 3）婴幼儿睡眠环境要求（日间和夜间）	（1）方法：讲授法 （2）重点与难点：为婴幼儿营造良好的睡眠环境	1
	1-4 照料婴幼儿排便	1-4-1 能帮助婴幼儿排便	（1）婴幼儿二便的护理 （2）婴幼儿的大小便规律的掌握 （3）良好的大小便行为的培养	（1）培养婴幼儿二便	1）婴幼儿控制大小便能力的生理心理基础 2）各年龄段婴幼儿大小便的一般规律 3）婴幼儿排便的生理特点 4）培养婴幼儿的二便习惯	（1）方法：讲授法、演示法 （2）重点与难点：培养婴幼儿良好的二便习惯	1
		1-4-2 能为婴幼儿进行便后清洁	（1）婴幼儿的便后清洁	（2）便后清洁	1）正常婴幼儿大便的特点 2）常见婴幼儿大便异常的识别 3）正常婴幼儿的尿量、排尿次数及尿的性质 4）尿液异常的识别 5）男婴和女婴便后清洁操作的区别	（1）方法：讲授法、演示法 （2）重点与难点：男婴和女婴便后清洁操作的区别	1
		1-4-3 能为婴幼儿更换尿布	（1）婴幼儿合适尿布的选择 （2）婴幼儿尿布的更换	（3）为婴幼儿更换尿布	1）尿布的种类和特点 2）布尿布的制作 3）纸尿布的选择 4）尿布的清洁常识	（1）方法：讲授法、演示法 （2）重点与难点：更换尿布的方法	1
	1-5 照料婴幼儿出行	1-5-1 能为婴幼儿选择、更换合适的衣服和鞋袜	（1）婴幼儿衣服选择 （2）婴幼儿鞋袜选择 （3）更换衣物	（1）为婴幼儿选择和更换衣服、鞋袜	1）婴幼儿衣服的选择 ①婴幼儿服饰的基本款式 ②婴幼儿服饰的面料选择 ③婴幼儿应季、适龄的服装选择	（1）方法：讲授法、演示法、实训法 （2）重点：婴幼儿服装的选择 （3）难点：不同月龄段婴幼儿衣服更换及穿脱方法	2

续表

2.1.2 初级职业技能培训要求				2.2.2 初级职业技能培训课程规范			
职业功能模块（模块）	培训内容（课程）	技能目标	培训细目	学习单元	课程内容	培训建议	课堂学时
1. 生活照料	1-5 照料婴幼儿出行	1-5-1 能为婴幼儿选择、更换合适的衣服和鞋袜	(1) 婴幼儿衣服选择 (2) 婴幼儿鞋袜选择 (3) 更换衣物	(1) 为婴幼儿选择和更换衣服、鞋袜	④婴幼儿衣服用品配置 2) 保暖和婴幼儿健康的关系 ①婴幼儿体温的特点 ②婴幼儿着凉会诱发的疾病 3) 婴幼儿鞋袜的选择 ①婴幼儿学步前鞋袜的选择 ②婴幼儿学步时鞋袜的选择 4) 给婴幼儿穿、脱衣物的操作方法 ①开衫 ②连体服 ③套头服 ④鞋子		
		1-5-2 正确包裹婴儿	(1) 婴儿室内包裹方法 (2) 婴儿室外包裹方法	(2) 包裹婴儿	1) 包裹对婴幼儿的影响 ①睡眠 ②保暖 2) 包裹婴儿的常用方法 ①襁褓包裹（冬季包裹、春秋季包裹） ②睡袋包裹 3) 包裹婴儿的常见误区	(1) 方法：讲授法、实训法 (2) 重点与难点：包裹婴儿的方法	2
		1-5-3 能正确背、抱婴儿	(1) 抱婴幼儿的各种姿势及操作	(3) 背、抱婴幼儿	1) 背、抱婴幼儿促进亲子关系的发展 2) 婴幼儿脊柱发育的特点 3) 抱婴幼儿的各种姿势 ①抱在臂弯里 ②抱在肩上 ③抱在腿上 4) 婴儿背抱产品种类	(1) 方法：讲授法、实训法 (2) 重点与难点：背抱婴幼儿的方法	1
		1-5-4 能正确使用婴儿背抱产品	(1) 正确使用婴儿背抱产品				

续表

2.1.2 初级职业技能培训要求				2.2.2 初级职业技能培训课程规范			
职业功能模块（模块）	培训内容（课程）	技能目标	培训细目	学习单元	课程内容	培训建议	课堂学时
1. 生活照料	1-5 照料婴幼儿出行	1-5-5 能为婴幼儿准备出行的食品、衣物、尿布等用具	（1）常见物品准备 （2）不同季节婴幼儿出行的要点 （3）不同月龄婴幼儿出行的注意事项	（4）为婴幼儿准备出行用具	1）常见物品准备 ①准备食品 ②准备出行的衣服、尿布 ③准备其他用具 2）不同季节婴幼儿出行的要点 ①冬天出行 ②夏季出行 ③春秋出行 3）不同月龄婴幼儿出行备品的准备及要点 ①0～12个月婴儿 ②大于12个月的婴幼儿	（1）方法：讲授法、讨论法、实训法 （2）重点与难点：不同月龄婴幼儿出行的注意事项	1
		1-5-6 能选择和使用婴幼儿童车	（1）不同月龄婴幼儿的童车选择 （2）婴幼儿童车使用	（5）婴幼儿童车选择和使用	1）童车的种类 2）不同月龄婴幼儿的童车选择 ①0～12个月婴儿 ②大于12个月的婴幼儿 3）婴幼儿童车的使用方法 4）婴幼儿童车的安全知识	（1）方法：讲授法、实训法 （2）重点：不同月龄婴幼儿的童车选择 （3）难点：使用婴幼儿童车的方法	1
		1-5-7 能正确选择、使用儿童汽车安全座椅	（1）儿童汽车安全座椅选择 （2）儿童汽车安全座椅使用	（6）儿童汽车安全座椅使用	1）儿童汽车安全座椅的选择要点 ①提篮式汽车安全座椅 ②高靠背式汽车安全座椅 2）儿童汽车安全座椅的使用 ①提篮式汽车安全座椅 ②高靠背式汽车安全座椅 3）婴幼儿乘坐汽车安全出行注意事项 4）婴幼儿乘车六大意外伤害	（1）方法：讲授法、实训法 （2）重点与难点：儿童安全座椅选择和使用的注意事项	1

续表

2.1.2 初级职业技能培训要求					2.2.2 初级职业技能培训课程规范			
职业功能模块（模块）	培训内容（课程）	技能目标	培训细目	学习单元	课程内容	培训建议	课堂学时
1. 生活照料	1-6 环境与物品清洁	1-6-1 能配制常见化学消毒剂	（1）常见化学消毒剂配制 （2）环境物体表面消毒	（1）清洁和消毒	1）清洁、消毒、灭菌的概念	（1）方法：讲授法、讨论法、实训法 （2）重点与难点：婴幼儿物品清洁、消毒的常用方法	2
					2）清洁、消毒功能的重要性		
		1-6-2 能清洁消毒空气	（1）空气清洁消毒		3）常见室内环境污染对婴幼儿健康的影响 ①二氧化碳 ②可吸入颗粒物污染 ③甲醛污染 ④微生物超标		
		1-6-3 能进行室内清洁、消毒	（1）室内清洁、消毒		4）婴幼儿物品清洁、消毒的常用方法 ①煮沸消毒法 ②日光暴晒法 ③擦拭消毒法 ④喷雾消毒法		
					5）常见化学消毒剂的种类和配制方法 ①低效化学消毒剂 ②中效化学消毒剂 ③高效化学消毒剂		
					6）环境物体的表面消毒方法		
					7）空气的清洁、消毒方法 ①开窗通风 ②紫外线灯照射 ③喷雾 ④熏蒸		
					8）室内清洁、消毒 ①清洁、消毒拖把的方法 ②清洁、消毒地面、门窗、桌、椅的方法 ③清洁、消毒活动室、寝室的方法		

附录

续表

2.1.2 初级职业技能培训要求				2.2.2 初级职业技能培训课程规范			
职业功能模块（模块）	培训内容（课程）	技能目标	培训细目	学习单元	课程内容	培训建议	课堂学时
1. 生活照料	1-6 环境与物品清洁	1-6-4 能清洁、消毒婴幼儿餐具、毛巾、衣物	（1）婴幼儿餐具、毛巾、衣物的清洁、消毒	（2）婴幼儿餐具、毛巾、衣物清洁、消毒	1）清洁、消毒餐具的方法 2）清洁、消毒毛巾的方法 3）清洁、消毒婴幼儿衣物的方法	（1）方法：讲授法、实训法 （2）重点与难点：清洁、消毒婴幼儿餐具、毛巾、衣物等	1
		1-6-5 能采用适宜的方法清洁、消毒不同材质的婴幼儿玩具和图书	（1）清洁、消毒各种材质的玩具 （2）清洁、消毒图书	（3）婴幼儿玩具和图书清洁、消毒	1）清洁、消毒塑料玩具 2）清洁、消毒木制玩具 3）清洁、消毒布制玩具 4）清洁、消毒泡沫海绵玩具 5）清洁、消毒毛绒玩具 6）清洁、消毒铁制玩具 7）清洁、消毒图书	（1）方法：讲授法、实训法 （2）重点与难点：清洁、消毒各种婴幼儿玩具的方法	1
		1-6-6 能清洁、消毒婴幼儿尿布、便器	（1）清洁、消毒婴幼儿尿布 （2）清洁、消毒婴幼儿便器	（4）婴幼儿尿布、便器清洁、消毒	1）清洁、消毒尿布 2）清洁、消毒便器	（1）方法：讲授法、实训法 （2）重点与难点：清洁消毒婴幼儿尿布和便器的方法	1
2. 保健与护理	2-1 三浴锻炼与抚触	2-1-1 能为婴幼儿进行空气浴锻炼	（1）婴幼儿空气浴的锻炼	（1）婴幼儿三浴锻炼	1）婴幼儿体格锻炼的意义与方法 ①婴幼儿体格锻炼的意义 ②婴幼儿体格锻炼的方法 2）空气浴 ①空气浴的作用原理 ②空气浴的气温控制 ③空气浴的锻炼方法	（1）方法：讲授法、实训法 （2）重点与难点：婴幼儿进行三浴锻炼的方法	2

续表

2.1.2 初级职业技能培训要求				2.2.2 初级职业技能培训课程规范			
职业功能模块（模块）	培训内容（课程）	技能目标	培训细目	学习单元	课程内容	培训建议	课堂学时
2. 保健与护理	2-1 三浴锻炼与抚触	2-1-2 能为婴幼儿进行日光浴锻炼	（1）婴幼儿日光浴的锻炼	（1）婴幼儿三浴锻炼	3）日光浴 ①日光浴的作用原理 ②日光浴的适宜条件 ③光浴的锻炼方法		
		2-1-3 能为婴幼儿进行水浴锻炼	（1）婴幼儿水浴的锻炼		4）水浴 ①水浴的作用原理 ②水浴的种类及适宜条件		
		2-1-4 能为婴幼儿进行全身抚触	（1）婴幼儿抚触方法	（2）婴幼儿全身抚触	1）婴幼儿皮肤触觉的发展 2）婴幼儿抚触原理及其重要性 3）婴幼儿抚触方法	（1）方法：讲授法、实训法 （2）重点与难点：婴幼儿抚触的重要性，为婴幼儿抚触的方法	6
	2-2 常见症状护理	2-2-1 能观察婴幼儿发热情况	（1）婴幼儿体温的评估 （2）体温计种类的识别 （3）婴幼儿腋下体温和肛门体温的测量	（1）体温测量	1）婴幼儿体温调节的特点 2）婴幼儿发热概述 ①发热的概念 ②影响体温的因素 ③热型和发热程度的判断 3）体温计的种类及使用方法	（1）方法：讲授法、演示法 （2）重点与难点：为婴幼儿测量腋下体温和肛门体温	1
		2-2-2 能进行婴幼儿体温测量					
		2-2-3 能照顾婴幼儿就医	（1）药物种类的识别 （2）液态和固态药物的备用 （3）患儿内服药的使用方法 （4）患儿外用药的使用方法 （5）带婴幼儿就医的准备工作	（2）为患儿服用相应的药物	1）婴幼儿用药的特点 2）婴幼儿药物的选择 3）婴幼儿常用内服药的用法 4）婴幼儿常用外用药的用法 5）常用药的基本常识 6）就医准备	（1）方法：讲授法、演示法 （2）重点与难点：能安全地为患儿滴眼耳鼻药	1
		2-2-4 能为患儿用药					

附录

续表

2.1.2 初级职业技能培训要求				2.2.2 初级职业技能培训课程规范			
职业功能模块（模块）	培训内容（课程）	技能目标	培训细目	学习单元	课程内容	培训建议	课堂学时
2. 保健与护理	2-3 意外伤害处理	2-3-1 能进行表皮擦伤的初步判断及初步处理	（1）表皮擦伤的初步判断 （2）表皮擦伤的初步处理	（1）表皮擦伤处理	1）表皮擦伤的初步判断 2）表皮擦伤的基本处理 3）表皮擦伤处理的注意事项	（1）方法：讲授法、演示法、实训法 （2）重点与难点：表皮擦伤的基本处理	1
		2-3-2 能进行四肢扭伤的初步判断及初步处理	（1）四肢扭伤的初步判断 （2）四肢扭伤的初步处理	（2）四肢扭伤处理	1）四肢扭伤的初步判断 2）四肢扭伤的基本处理 3）四肢扭伤处理的注意事项	（1）方法：讲授法、演示法、实训法 （2）重点与难点：四肢扭伤的基本处理	1
		2-3-3 能进行皮下血肿的初步判断及初步护理	（1）皮下血肿的初步判断 （2）皮下血肿的初步护理	（3）皮下血肿处理	1）皮下血肿的初步判断 2）皮下血肿的基本处理 3）皮下血肿处理的注意事项	（1）方法：讲授法、演示法、实训法 （2）重点与难点：皮下血肿的基本处理	1
		2-3-4 能进行蚊虫叮、蜇、咬的初步判断及初步处理	（1）蚊虫叮、蜇、咬的初步判断 （2）蚊虫叮、蜇、咬的初步处理	（4）蚊虫叮、蜇、咬处理	1）蚊虫叮、蜇、咬的初步判断 2）蚊虫叮、蜇、咬的基本处理 3）蚊虫叮、蜇、咬处理的注意事项	（1）方法：讲授法、演示法、实训法 （2）重点与难点：蚊虫叮、蜇、咬的基本处理	1
3. 教育实施	3-1 训练婴幼儿动作能力	3-1-1 能为婴幼儿进行抬头、翻身的游戏	（1）抬头、翻身的训练	（1）婴幼儿粗大动作训练与指导	1）抬头、翻身 ①婴幼儿抬头、翻身的发展过程及意义 ②抬头、翻身的训练方法 2）坐、爬 ①婴幼儿坐、爬的发展过程及意义 ②坐、爬的训练方法	（1）方法：讲授法、演示法、案例教学法、观摩法、实训法 （2）重点与难点：婴幼儿粗大动作的发展过程及训练方法	5
		3-1-2 能为婴幼儿进行坐、爬的游戏	（1）坐、爬的训练				

续表

2.1.2 初级职业技能培训要求				2.2.2 初级职业技能培训课程规范			
职业功能模块（模块）	培训内容（课程）	技能目标	培训细目	学习单元	课程内容	培训建议	课堂学时
3．教育实施	3-1 训练婴幼儿动作能力	3-1-3 能为婴幼儿进行站立、行走的游戏	（1）站、行走的训练	（1）婴幼儿粗大动作训练与指导	3）站、行走 ①婴幼儿站、行走的发展过程及意义 ②站、行走的训练方法	（1）方法：讲授法、演示法、案例教学法、观摩法、实训法 （2）重点和难点：婴幼儿精细动作发展过程及训练方法	3
		3-1-4 能为婴幼儿进行跑、跳的游戏	（1）跑、跳的训练		4）跑、跳 ①婴幼儿跑、跳的发展过程及意义 ②婴幼儿跑、跳的训练方法		
		3-1-5 能为婴幼儿进行被动抓握游戏	（1）手掌、手指肌肉力量锻炼及配合	（2）婴幼儿精细动作训练与指导	1）婴幼儿手掌、手指肌肉力量锻炼及配合的方法		
		3-1-6 能为婴幼儿进行用手取物入口、传手的游戏	（1）基本操作物品（摇、拍、敲）的游戏		2）婴幼儿进行基本操作物品方式（摇、拍、敲）的游戏方法		
		3-1-7 能为婴幼儿进行手的功能及两手配合的游戏	（1）手的精细化探索游戏		3）婴幼儿进行手的精细化探索的游戏方法		
		3-1-8 能为婴幼儿进行单个手指灵活性及手指配合操作的游戏	（1）二指捏游戏		4）婴幼儿进行二指捏的游戏方法		
		3-1-9 能为婴幼儿进行双手使用物品熟练化的游戏	（1）双手熟练使用物品游戏		5）婴幼儿进行双手使用物品熟练化的游戏方法		
		3-1-10 能为婴幼儿进行复杂工具使用的游戏	（1）捏、挤、拧、拼、穿、摁、扯，以及双手配合游戏		6）婴幼儿进行捏、挤、拧、拼、穿、摁、扯，以及双手配合的游戏方法		

续表

2.1.2 初级职业技能培训要求				2.2.2 初级职业技能培训课程规范			
职业功能模块（模块）	培训内容（课程）	技能目标	培训细目	学习单元	课程内容	培训建议	课堂学时
3．教育实施	3-2 训练婴幼儿听和说能力	3-2-1 能与婴幼儿一起玩指认游戏	（1）语言的训练方法 （2）听话、说话、指认游戏活动指导	（1）听和说能力训练与指导	1）婴幼儿脑和神经系统的发展	（1）方法：讲授法、演示法、实训法 （2）重点与难点：婴幼儿听说发展的规律	2
		3-2-2 能为婴幼儿讲故事			2）婴儿语音器官与听力器官系统		
					3）婴幼儿听和说的训练		
					4）婴幼儿指认活动训练		
		3-2-3 能为婴幼儿念儿歌、童谣			5）故事欣赏		
					6）训练婴幼儿念儿歌、童谣、讲故事的方法		
	3-3 指导婴幼儿认知活动	3-3-1 能与婴幼儿一起玩触摸、听觉、视觉游戏	（1）婴幼儿认知学习活动的环境设置要求 （2）婴幼儿认知概述 （3）婴幼儿认知发展指导和训练方法	（1）婴幼儿认知综合活动训练与指导	1）婴幼儿触觉训练游戏	（1）方法：讲授法、角色扮演法、实训法 （2）重点与难点：视听嗅味觉的训练	3
					2）婴幼儿听觉训练游戏		
					3）婴幼儿视觉训练游戏		
					4）婴幼儿嗅觉、味觉训练游戏		
					5）婴幼儿认知活动的环境设置		
课堂学时合计							75

附录3 中级职业技能培训要求与课程规范对照表

2.1.3 中级职业技能培训要求				2.2.3 中级职业技能培训课程规范			
职业功能模块（模块）	培训内容（课程）	技能目标	培训细目	学习单元	课程内容	培训建议	课堂学时
1. 生活照料	1-1 食品制作	1-1-1 能制作各种婴幼儿点心	(1) 婴幼儿点心制作	(1) 婴幼儿点心制作	1) 婴幼儿添加点心的意义 2) 婴幼儿点心类别 3) 点心制作样例 4) 添加点心的注意事项	(1) 方法：演示法、讲授法、实训法 (2) 重点与难点：点心的制作方法	4
		1-1-2 能制作多种婴幼儿粥品	(1) 婴幼儿粥品制作	(2) 婴幼儿粥品制作	1) 婴幼儿添加粥品的意义 2) 制作婴幼儿粥品的原则 3) 学习制作各种粥品 ①米粉调制 ②10倍粥、8倍粥、5倍粥 ③杂粮及果味粥品 ④肉、菜混合搭配的几种粥 4) 婴幼儿添加粥品注意事项	(1) 方法：演示法、讲授法、实训法 (2) 重点与难点：粥品的制作方法	4
		1-1-3 能制作多种婴幼儿面食	(1) 婴幼儿面食制作	(3) 婴幼儿面点制作	1) 面食的营养 2) 面食种类 3) 面食制作 ①婴儿面条、面片、馄饨、烧卖、疙瘩汤的制作 ②酵母发面的花样面食制作 ③婴幼儿食用面食注意事项	(1) 方法：演示法、讲授法、实训法 (2) 重点与难点：各式面点的制作方法，酵母发面温度把握	4
		1-1-4 能为婴幼儿制作各种肉类食物	(1) 婴幼儿多种肉类食物制作	(4) 婴幼儿肉类食物制作	1) 肉类食物添加的必要性 2) 婴幼儿肉类食物加工方法 3) 肉类食物制作样例 ①禽肉类 ②家畜类 ③鱼虾类 4) 婴幼儿进食肉类食物的注意事项	(1) 方法：演示法、讲授法、实训法 (2) 重点与难点：掌握禽、肉、鱼虾的制作方法	8

附录

续表

2.1.3 中级职业技能培训要求				2.2.3 中级职业技能培训课程规范			
职业功能模块（模块）	培训内容（课程）	技能目标	培训细目	学习单元	课程内容	培训建议	课堂学时
1. 生活照料	1-1 食品制作	1-1-5 能为婴幼儿制作各种青菜类食物	（1）婴幼儿菜品制作	（5）婴幼儿青菜类食物制作	1）婴幼儿对蔬菜的营养需求 2）蔬菜的加工方法及注意事项 3）菜品制作方法	（1）方法：演示法、讲授法、实训法 （2）重点与难点：掌握蔬菜类食物的制作方法	4
		1-1-6 能为婴幼儿做一日膳食安排	（1）婴幼儿一日膳食安排原则 （2）编制食谱的步骤和注意事项 （3）编制食谱必选食物种类	（6）一日膳食所需食物种类	1）婴幼儿食物选择 ①粮谷类及薯类 ②蔬菜、水果类 ③鱼、肉、禽、蛋类 ④奶制品、大豆及坚果类 ⑤油、盐等调味品 2）一日膳食安排基本要求 ①进餐时间安排合理 ②膳食品种丰富多样 ③营养搭配比例适当 ④加工合理适量摄入	（1）方法：讲授法、讨论法 （2）重点与难点：婴幼儿一日膳食基本要求	1
		1-1-7 能为0～6个月婴幼儿做一日膳食安排	（1）母乳喂养 （2）配方奶喂养	（7）0～6个月婴幼儿一日膳食安排	1）提倡母乳喂养（母乳的成分特点、母乳和代乳品的营养对比） 2）母乳喂养的评估 ①吸吮效果的评估 ②母乳分泌量的评估 ③哺乳姿势的评估 ④过程观察（婴儿鼻塞、舌系带短、嗜睡、烦躁哭闹） 3）常见哺乳期乳房问题指导 ①乳头疼痛及皲裂 ②乳汁量少 ③乳汁量过多 ④乳汁淤积	（1）方法：讲授法、讨论法 （2）重点与难点：母乳喂养与配方奶喂养的相关知识	2

续表

2.1.3 中级职业技能培训要求				2.2.3 中级职业技能培训课程规范			
职业功能模块（模块）	培训内容（课程）	技能目标	培训细目	学习单元	课程内容	培训建议	课堂学时
1. 生活照料	1-1 食品制作	1-1-7 能为0~6个月婴幼儿做一日膳食安排	(1) 母乳喂养 (2) 配方奶喂养	(7) 0~6个月婴幼儿一日膳食安排	4) 配方奶喂养的进食量与进食时间 5) 配方奶喂养的饮水量与饮水时间 6) 特殊情况下配方奶喂养 ①牛乳蛋白过敏 ②苯丙酮尿症 7) 治疗性配方奶的种类与选择（水解蛋白配方、无乳糖配方、低苯丙氨酸配方） 8) 营养补充制剂的添加 9) 0~6个月喂养注意事项		
		1-1-8 能为7~12个月婴幼儿做一日膳食安排	(1) 7~12个月婴儿一日膳食制作	(8) 7~12个月婴幼儿一日膳食安排	1) 7~12个月婴幼儿每日膳食框架 2) 奶制品的摄入 3) 辅食添加品种多样化 4) 宝宝辅食的形态及进食时间 5) 添加零食、水果、干果、奶制品 6) 列举7~12个月婴幼儿一日膳食 7) 辅食添加禁忌	(1) 方法：讲授法、讨论法、实训法 (2) 重点与难点：7~12个月婴幼儿每日膳食框架	1
		1-1-9 能为13~18个月婴幼儿做一日膳食安排	(1) 13~18个月婴儿一日膳食制作	(9) 13~18个月婴幼儿一日膳食安排	1) 13~18个月婴幼儿每日膳食框架 2) 奶制品的摄入 3) 食物品种丰富多样 4) 多样化的食物加工方式 5) 营造良好的进餐氛围 6) 列举13~18个月婴幼儿一日膳食 7) 13~18个月婴幼儿一日膳食注意事项	(1) 方法：讲授法、讨论法、实训法 (2) 重点与难点：13~18个月婴幼儿一日膳食安排	1

附录

续表

2.1.3 中级职业技能培训要求				2.2.3 中级职业技能培训课程规范			
职业功能模块（模块）	培训内容（课程）	技能目标	培训细目	学习单元	课程内容	培训建议	课堂学时
1. 生活照料	1-1 食品制作	1-1-10 能为19～24个月婴幼儿做一日膳食安排	(1) 19～24个月婴幼儿一日膳食制作	（10）19～24个月婴幼儿一日膳食安排	1) 19～24个月婴幼儿每日膳食框架 2) 奶制品的摄入 3) 合理选择搭配各类食物 ①提供富含优质蛋白的食物 ②补钙、补锌食物 ③粗粮补充 ④提供质地稍硬的食物 ⑤运用同类互换调配食物 4) 根据婴幼儿个体差异确定食物需要 5) 列举19～24个月婴幼儿一日膳食 6) 19～24个月婴幼儿一日膳食注意事项	(1) 方法：讲授法、讨论法、实训法 (2) 重点与难点：19～24个月婴幼儿一日膳食安排	1
		1-1-11 能为25～36个月婴幼儿做一日膳食安排	(1) 25～36个月婴幼儿一日膳食制作	（11）25～36个月婴幼儿一日膳食安排	1) 25～36个月婴幼儿每日膳食框架 2) 奶制品的摄入 3) 一日三餐两点的膳食安排（早餐、早点、午餐、午点、晚餐） 4) 列举25～36个月婴幼儿一日膳食 5) 25～36个月婴幼儿一日膳食注意事项	(1) 方法：讲授法、讨论法、实训法 (2) 重点与难点：25～36个月婴幼儿一日膳食安排	1
	1-2 作息安排与习惯培养	1-2-1 能制定7～36个月婴幼儿的作息表	(1) 7～12个月婴幼儿的一日作息表的制定和调整 (2) 13～18个月婴幼儿的一日作息表的制定和调整	（1）7～18个月婴幼儿的一日作息表制定	1) 合理作息与婴幼儿生长发育的关系 2) 安排婴幼儿作息的注意事项 3) 7～12个月婴幼儿饮食睡眠活动的共性和差异 4) 13～18个月婴幼儿饮食睡眠活动的共性和差异 5) 13～18个月婴幼儿一日作息安排	(1) 方法：讲授法、讨论法、实训法 (2) 重点与难点：根据婴幼儿个体差异调节作息表	1

中级职业技能培训要求与课程规范对照表

续表

2.1.3 中级职业技能培训要求				2.2.3 中级职业技能培训课程规范			
职业功能模块（模块）	培训内容（课程）	技能目标	培训细目	学习单元	课程内容	培训建议	课堂学时
1. 生活照料	1-2 作息安排与习惯培养	1-2-1 能制定7～36个月婴幼儿的作息表	（3）19～24个月婴幼儿的一日作息表的制定和调整 （4）25～36个月婴幼儿的一日作息表的制定和调整	（2）19～36个月婴幼儿的一日作息表制定	1）19～24个月婴幼儿饮食睡眠活动的共性和差异 2）19～24个月婴幼儿一日作息安排 3）25～36个月婴幼儿饮食睡眠活动的共性和差异 4）25～36个月婴幼儿一日作息安排	（1）方法：讲授法、讨论法、实训法 （2）重点与难点：根据婴幼儿个体差异调节作息表	1
		1-2-2 能培养婴幼儿习惯	（1）培养婴幼儿用餐习惯 （2）培养婴幼儿入睡习惯 （3）培养婴幼儿排便习惯	（3）婴幼儿习惯的培养	1）婴幼儿用餐习惯的培养 2）婴幼儿入睡习惯的培养 3）婴幼儿排便习惯的培养	（1）方法：讲授法、讨论法、演示法 （2）重点与难点：大小便习惯的养成	1
		1-2-3 能教婴幼儿掌握洗手的方法	（1）教婴幼儿掌握洗手的方法	（4）教婴幼儿洗手	1）婴幼儿七步洗手法	（1）方法：演示法、实训法 （2）重点与难点：婴幼儿七步洗手法	1
		1-2-4 能教婴幼儿掌握刷牙的方法	（1）教婴幼儿掌握刷牙的方法	（5）教婴幼儿刷牙	1）婴幼儿牙齿特点 2）教婴幼儿刷牙	（1）方法：演示法、实训法 （2）重点与难点：婴幼儿刷牙方法	1
2. 保健与护理	2-1 生长监测和发育评价	2-1-1 能进行婴幼儿体重的测量	（1）婴幼儿体格发育的相关知识 （2）正常体重的评估	（1）生长监测和评价	1）体格生长的测量 ①体重测量的操作 ②身长（高）测量的操作 ③头围测量的操作 ④胸围测量的操作 ⑤其他体格指标的评估 2）体格生长评价 ①体格生长评价常用方法 ②体格生长评价内容（生长水平、生长速度、匀称程度）	（1）方法：讲授法、演示法、实训法 （2）重点与难点：体重的测量与评估，身长（高）的测量与评估，头围、前囟的测量与评估，胸围的测量与评估，其他体格指标的测量与评估	4
		2-1-2 能进行婴幼儿身长（高）的测量	（1）正常身长（高）的评估				
		2-1-3 能进行婴幼儿头围、前囟的测量	（1）正常头围、前囟的评估				
		2-1-4 能进行婴幼儿胸围的测量	（1）正常胸围的评估 （2）其他体格指标的评估				

续表

2.1.3 中级职业技能培训要求				2.2.3 中级职业技能培训课程规范			
职业功能模块（模块）	培训内容（课程）	技能目标	培训细目	学习单元	课程内容	培训建议	课堂学时
2. 保健与护理	2-2 常见症状和疾病护理	2-2-1 能对发热婴幼儿进行护理	（1）婴幼儿发热的症状 （2）物理降温	（1）发热婴幼儿护理	1）发热定义 2）正常体温的范围 3）病因（感染性和非感染性发热） 4）发热程度分级（腋温） 5）发热的分期 6）发热的伴随体征 7）观察病情，积极治疗原发病 8）一般护理 9）物理降温的护理措施	（1）方法：讲授法、演示法 （2）重点：物理降温的方法 （3）难点：发热分期的表现、发热的伴随体征	2
		2-2-2 能对便秘婴幼儿进行护理	（1）便秘原因和症状 （2）便秘的护理	（2）便秘婴幼儿护理	1）便秘原因 2）养成定时排便的习惯 3）便秘的饮食调整 4）适当运动 5）调节肠道菌群平衡 6）小儿推拿按摩预防和治疗便秘	（1）方法：讲授法、演示法 （2）重点：便秘的预防 （3）难点：小儿推拿治疗便秘的方法	2
		2-2-3 能对婴幼儿鹅口疮进行护理	（1）婴幼儿鹅口疮的护理	（3）婴幼儿鹅口疮护理	1）鹅口疮病因 2）症状表现 3）观察病情，及时处理 4）局部治疗 5）加强营养，调节菌群平衡 6）加强清洁和消毒措施预防感染	（1）方法：讲授法、演示法 （2）重点：鹅口疮的病因、护理措施和预防 （3）难点：鹅口疮症状表现	1

续表

2.1.3 中级职业技能培训要求				2.2.3 中级职业技能培训课程规范			
职业功能模块（模块）	培训内容（课程）	技能目标	培训细目	学习单元	课程内容	培训建议	课堂学时
2. 保健与护理	2-2 常见症状和疾病护理	2-2-4 能对婴幼儿尿布性皮炎进行护理	(1) 尿布性皮炎的护理	(4) 尿布性皮炎护理	1) 尿布性皮炎病因 2) 症状和分度 3) 不同程度的皮炎的护理措施 4) 减少对新生儿皮肤刺激 5) 保持臀部皮肤清洁干燥	(1) 方法：讲授法、演示法 (2) 重点与难点：护理及预防要点	1
		2-2-5 能对新生儿脐炎进行护理	(1) 新生儿脐炎的护理	(5) 新生儿脐炎护理	1) 新生儿脐炎概述与病因 2) 临床表现 3) 保持局部清洁干燥，观察病情，及时就医 4) 轻症和重症的护理措施 5) 预防脐炎的措施	(1) 方法：讲授法、演示法 (2) 重点与难点：脐炎的护理方法	1
		2-2-6 能对婴幼儿湿疹进行护理	(1) 湿疹的护理	(6) 湿疹护理	(1) 湿疹概述与病因 (2) 症状分期及特点 (3) 不同分期的护理措施 (4) 避免过敏源 (5) 预防的措施	(1) 方法：讲授法 (2) 重点与难点：病因、症状、预防和护理措施	1
	2-3 意外伤害的预防与处理	2-3-1 能查找并处理婴幼儿生活环境中的安全隐患	(1) 居家安全知识 (2) 户外安全知识	(1) 生活和环境安全知识	1) 居家安全知识 2) 户外安全知识	(1) 方法：讲授法、实训法、案例法 (2) 重点与难点：生活和环境安全	2

续表

2.1.3 中级职业技能培训要求				2.2.3 中级职业技能培训课程规范			
职业功能模块（模块）	培训内容（课程）	技能目标	培训细目	学习单元	课程内容	培训建议	课堂学时
2.保健与护理	2-3 意外伤害的预防与处理	2-3-2 能对婴幼儿进行心肺复苏	（1）与急救中心联系（2）口对口人工呼吸（3）胸外心脏按压术	（2）心肺复苏	1）心脏骤停表现 2）与急救中心联系 3）心肺复苏术	（1）方法：讲授法、实训法、案例法、情景表演法（2）重点：心肺复苏的操作方法（3）难点：心脏骤停的判断	2
		2-3-3 能对发生气管异物情况的婴幼儿进行急救处理	（1）气管异物急救措施（2）气管异物预防措施	（3）气管异物急救	1）原因和临床表现 2）急救措施 3）预防措施	（1）方法：讲授法、实训法、案例法、情景表演法（2）重点与难点：初步急救方法	2
		2-3-4 能对被宠物咬伤、抓伤的婴幼儿进行初步处理	（1）伤口处理（2）注射狂犬疫苗	（4）被宠物咬伤、抓伤的伤口处理与预防	1）狂犬病症状表现 2）动物咬伤、抓伤后的伤口处理方法 3）狂犬病预防措施	（1）方法：讲授法（2）重点与难点：动物咬伤、抓伤后的伤口处理方法	2
3.教育实施	3-1 训练婴幼儿动作能力	3-1-1 能为婴儿做被动操	（1）婴幼儿被动操训练的意义（2）婴幼儿被动操训练的要求和注意事项（3）婴幼儿被动操训练方法	（1）为婴幼儿做被动操	1）婴幼儿被动操训练方法 2）婴幼儿被动操活动准备 3）婴幼儿被动操的注意事项	（1）方法：讲授法、演示法、实训法、观摩法（2）重点与难点：婴幼儿被动操的训练方法	2
		3-1-2 能为婴幼儿做主动操	（1）婴幼儿主动操训练的意义（2）婴幼儿主动操训练的要求和注意事项（3）婴幼儿主动操训练方法	（2）为婴幼儿做主动操	1）婴幼儿主动操的训练方法 2）婴幼儿主动操的活动准备 3）婴幼儿主动操的注意事项	（1）方法：讲授法、演示法、实训法、观摩法（2）重点与难点：婴幼儿主动操的训练方法	2
		3-1-3 能为婴幼儿做模仿操	（1）婴幼儿模仿操训练的意义（2）婴幼儿模仿操训练的要求和注意事项（3）婴幼儿模仿操训练方法	（3）为婴幼儿做模仿操	1）不同种类动物动作特点及成人动作 2）婴幼儿模仿操的活动准备 3）婴幼儿模仿操的注意事项	（1）方法：讲授法、演示法、实训法、观摩法（2）重点与难点：婴幼儿模仿操的训练方法	2

续表

2.1.3 中级职业技能培训要求				2.2.3 中级职业技能培训课程规范			
职业功能模块（模块）	培训内容（课程）	技能目标	培训细目	学习单元	课程内容	培训建议	课堂学时
3.教育实施	3-1 训练婴幼儿动作能力	3-1-4 能为婴幼儿做手指操	(1) 婴幼儿手指操训练的意义 (2) 婴幼儿手指操训练的要求和注意事项 (3) 婴幼儿手指操训练方法	(4) 为婴幼儿做手指操	1) 0~1岁婴幼儿手指操示例游戏的操作方法	(1) 方法：讲授法、演示法、实训法、模仿法 (2) 重点与难点：婴幼儿手指操的训练方法	4
					2) 1~2岁婴幼儿手指操示例游戏的操作方法		
					3) 2~3岁婴幼儿手指操示例游戏的操作方法		
	3-2 训练婴幼儿听和说能力	3-2-1 能为婴幼儿选择发展听和说能力的绘本或图片	(1) 创设婴幼儿图书和图片活动的语言环境方法	(1) 运用图书和图片帮助婴幼儿发展听和说能力	1) 婴幼儿语言感知发展的特点	(1) 方法：讲授法、演示法、实训法 (2) 重点与难点：读绘本的方法与要求	1
					2) 婴幼儿词汇发展与语法掌握的特点		
					3) 婴幼儿学习口语发展阶段与游戏指导		
					4) 语音、具体事物、语义三者之间建立准确联系的方法与注意事项		
					5) 提供婴幼儿图书和图片活动的要求与方案		
					6) 婴幼儿图书和图片的定义与作品特点		
					7) 图书和图片阅读对提高婴幼儿脑神经发育的重要意义		

附录

续表

2.1.3 中级职业技能培训要求				2.2.3 中级职业技能培训课程规范			
职业功能模块（模块）	培训内容（课程）	技能目标	培训细目	学习单元	课程内容	培训建议	课堂学时
3. 教育实施	3-2 训练婴幼儿听和说能力	3-2-1 能为婴幼儿选择发展听和说能力的绘本或图片	（1）创设婴幼儿图书和图片活动的语言环境方法	（1）运用图书帮助婴幼儿发展听和说能力	8）提供不同年龄段婴幼儿喜爱的图书和图片作品的方案与指导		
					9）组织婴幼儿图书和图片集体教育活动的方法与注意事项		
		3-2-2 能为婴幼儿选择发展听和说能力的有声读物	（1）为婴幼儿选择发展听和说能力的有声读物	（2）为婴幼儿选择发展听和说能力的有声读物	1）有声读物对婴幼儿智力发展的重要意义	（1）方法：讲授法、演示法、实训法 （2）重点与难点：有声读物的选择方法	1
					2）婴幼儿有声读物的定义与选择依据		
					3）有声读物对婴幼儿扩大语言储备的意义		
					4）有声读物与组织活动环境布置要求		
		3-2-3 能为婴幼儿选择发展听和说能力的游戏	（1）为婴幼儿选择发展听和说能力的游戏	（3）为婴幼儿选择发展听和说能力的游戏	1）听和说能力游戏活动对婴幼儿身心发展的意义	（1）方法：讲授法、演示法、实训法 （2）重点与难点：运用游戏发展婴幼儿听说能力	1
					2）婴幼儿听说游戏活动的定义及活动能力发展的特点		
					3）听说游戏活动的内容、方法及注意事项		
					4）创设教育氛围是婴幼儿听说活动的基础		
		3-2-4 能与婴幼儿一起玩节律游戏	（1）与婴幼儿一起玩节律游戏	（4）运用节律游戏活动促进婴幼儿听和说能力	1）节律游戏活动的定义与内容	（1）方法：讲授法、演示法、实训法 （2）重点与难点：组织与创设婴幼儿听说游戏活动	2
					2）婴幼儿节律游戏活动的训练方法与依据条件		
					3）婴幼儿节律游戏与情景游戏活动的互补性		
					4）婴幼儿节律游戏的实施步骤与技能要求		

续表

2.1.3 中级职业技能培训要求				2.2.3 中级职业技能培训课程规范			
职业功能模块（模块）	培训内容（课程）	技能目标	培训细目	学习单元	课程内容	培训建议	课堂学时
3. 教育实施	3-3 指导婴幼儿认知活动	3-3-1 能陪伴婴幼儿玩分类、配对、排序、数的游戏	(1) 婴幼儿认知游戏的要求与注意事项	(1) 婴幼儿认知游戏	1) 婴幼儿认知的发展过程 2) 婴幼儿认知发展的基本特点 3) 婴幼儿认知游戏陪伴与环境设置要求 4) 认知游戏（分类游戏、配对游戏、排序游戏、数的游戏）	(1) 方法：讲授法、演示法、情景表达法、实训法 (2) 重点与难点：认知发展的特点，认知游戏实施	4
		3-3-2 能陪伴婴幼儿玩艺术表现游戏	(1) 婴幼儿艺术游戏的作用与注意事项	(2) 婴幼儿艺术表现游戏	1) 婴幼儿艺术游戏活动的定义和特点 2) 婴幼儿艺术游戏的作用 3) 组织婴幼儿艺术游戏的方法及注意事项（涂鸦游戏、童谣、泥工游戏、纸工游戏）	(1) 方法：讲授法、演示法、情景表达法、实训法 (2) 重点与难点：艺术游戏的实施	3
	3-4 培养婴幼儿情绪、情感与社会性行为	3-4-1 能识别和应对婴幼儿基本情绪的表达	(1) 识别和应对婴幼儿基本情绪的表达	(1) 识别和应对婴幼儿基本情绪的表达	1) 情绪的定义及分类 2) 婴幼儿情绪发展的生理基础及特点 3) 识别和应对婴幼儿基本情绪的表达 4) 培养婴幼儿良好情绪的方法	(1) 方法：讲授法、演示法 (2) 重点与难点：识别和应对婴幼儿基本情绪的表达	3
		3-4-2 能进行促进婴幼儿社会性发展的游戏	(1) 婴幼儿社会性发展游戏的方法	(2) 促进婴幼儿社会性发展的游戏	1) 婴幼儿社会性发展的概念 2) 婴幼儿社会交往能力的培养和训练方法 3) 发展婴幼儿社会性游戏的操作技能 4) 婴幼儿社会性发展游戏的方法与注意事项	(1) 方法：讲授法、演示法 (2) 重点与难点：婴幼儿社会性发展游戏的实施方法	3
课堂学时合计							84

附录4　高级职业技能培训要求与课程规范对照表

2.1.4 高级职业技能培训要求				2.2.4 高级职业技能培训课程规范			
职业功能模块（模块）	培训内容（课程）	技能目标	培训细目	学习单元	课程内容	培训建议	课堂学时
1. 生活照料	1-1 食谱编制	1-1-1 能掌握编制食谱的方法	(1) 编制食谱的步骤和注意事项 (2) 编制食谱的原则	(1) 编制食谱的方法	1) 编制婴幼儿食谱的一般步骤 ①了解婴幼儿健康状况 ②评估婴幼儿的营养失衡情况 ③了解食物营养成分及功效 ④了解各月龄婴幼儿营养需求量标准 ⑤合理搭配各种食物 2) 编制食谱的注意事项 ①两餐间隔不超过4小时 ②按季节编排食谱 ③根据能量消耗调整膳食 ④注意膳食纤维的摄入 ⑤一周无重复菜肴 ⑥定期健康监测 3) 食谱编制原则 ①品种多样 ②比例适当 ③适量摄入 ④合理搭配	(1) 方法：讲授法、讨论法 (2) 重点：编制食谱的注意事项 (3) 难点：编制食谱的原则	2
		1-1-2 能编制7~12个月婴幼儿一周食谱	(1) 编制7~12个月婴幼儿一周食谱要领	(2) 7~12个月婴幼儿一周食谱编制	1) 食谱编制要领 ①确保乳类的摄入 ②辅食品种逐渐丰富 ③逐渐增加食物密度 ④烹调方式以蒸、煮、煨的方法为主，不加盐、糖 2) 一周食谱示例	(1) 方法：讲授法 (2) 重点与难点：编制7~12个月婴幼儿一周食谱的要领	1

高级职业技能培训要求与课程规范对照表

续表

	2.1.4 高级职业技能培训要求			2.2.4 高级职业技能培训课程规范			
职业功能模块（模块）	培训内容（课程）	技能目标	培训细目	学习单元	课程内容	培训建议	课堂学时
1. 生活照料	1-1 食谱编制	1-1-3 能编制13～18个月婴幼儿一周食谱	(1) 编制13～18个月婴幼儿一周食谱要领	(3) 13～18个月婴幼儿一周食谱编制	1) 食谱编制要领 ①确保乳类的摄入 ②按三餐两点编制食谱 ③增加食物品种，改变食物性状 ④确保膳食均衡 2) 一周食谱示例	(1) 方法：讲授法 (2) 重点与难点：编制13～18个月婴幼儿一周食谱的要领	1
		1-1-4 能编制19～24个月婴幼儿一周食谱	(1) 编制19～24个月婴幼儿一周食谱要领	(4) 19～24个月婴幼儿一周食谱编制	1) 食谱编制要领 ①确保乳类的摄入 ②采用多种烹饪方式制作菜肴 ③不宜食用辛辣刺激性食物，不用或少用含鸡精、味素、色素的调味品 2) 一周食谱示例	(1) 方法：讲授法 (2) 重点与难点：编制19～24个月婴幼儿一周食谱的要领	1
		1-1-5 能编制25～36个月婴幼儿一周食谱	(1) 编制25～36个月婴幼儿一周食谱要领	(5) 25～36个月婴幼儿一周食谱编制	1) 食谱编制要领 ①确保乳类的摄入 ②适量增加粗纤维食品 ③食物品种搭配更加多样化 ④烹调方法有别于成人 2) 一周食谱示例	(1) 方法：讲授法 (2) 重点与难点：编制25～36个月婴幼儿一周食谱的要领	1
	1-2 预防与消毒	1-2-1 能进行婴幼儿生活环境的预防性消毒	(1) 预防与消毒 (2) 不同传染病消毒及隔离	(1) 预防	1) 化学方法 2) 物理方法 3) 生物方法	(1) 方法：讲授法、实训法 (2) 重点与难点：预防的操作	2

续表

2.1.4 高级职业技能培训要求				2.2.4 高级职业技能培训课程规范			
职业功能模块（模块）	培训内容（课程）	技能目标	培训细目	学习单元	课程内容	培训建议	课堂学时
1. 生活照料	1-2 预防与消毒	1-2-2 能对患传染病婴幼儿的衣服、被褥进行消毒 1-2-3 能对患传染病婴幼儿的便器进行消毒 1-2-4 能对患消化道传染病婴幼儿的排泄物进行处理	（1）预防与消毒 （2）不同传染病消毒及隔离	（2）消毒	1）消毒与灭菌的区别 2）不同传染病概述 3）传染病的预防 4）传染病的隔离 5）传染病患儿衣物、用品处理 6）消化道传染病患儿排泄物的处理	（1）方法：讲授法、实训法 （2）重点与难点：消毒的操作	2
2. 保健与护理	2-1 常见症状与疾病护理	2-1-1 能护理患呼吸道疾病的婴幼儿	（1）婴幼儿呼吸道疾病的症状及护理 （2）家庭擦浴的操作	（1）患呼吸道疾病婴幼儿护理	1）婴幼儿常见呼吸道疾病概述 2）物理降温的目的及原理 3）温水擦浴的方法和注意事项 4）冷敷的方法和注意事项	（1）方法：讲授法、演示法、实训法 （2）重点与难点：物理降温原理	2
		2-1-2 能护理高热惊厥的婴幼儿	（1）高热惊厥判断 （2）高热惊厥的急救处理 （3）高热惊厥后的护理	（2）高热惊厥婴幼儿护理	1）高热惊厥发生的原因和症状 2）高热惊厥的急救处理方法 3）高热惊厥后的护理要点	（1）方法：讲授法、演示法、实训法 （2）重点与难点：高热惊厥急救方法	2
		2-1-3 能护理呕吐、腹泻的婴幼儿	（1）婴幼儿呕吐、腹泻的症状 （2）婴幼儿呕吐、腹泻的护理	（3）呕吐、腹泻婴幼儿护理	1）呕吐、腹泻发生的原因 2）呕吐的护理 3）腹泻的护理	（1）方法：讲授法、演示法、实训法 （2）重点与难点：呕吐和腹泻婴幼儿的护理方法	2
		2-1-4 能护理早产儿	（1）防止感染，注意保暖 （2）悉心喂养，呵护提醒	（4）早产儿护理	1）防止感染 ①防止交叉感染 ②做好感染防护		

续表

2.1.4 高级职业技能培训要求				2.2.4 高级职业技能培训课程规范			
职业功能模块（模块）	培训内容（课程）	技能目标	培训细目	学习单元	课程内容	培训建议	课堂学时
2. 保健与护理	2-1 常见症状与疾病护理	2-1-4 能护理早产儿	（1）防止感染，注意保暖 （2）悉心喂养，呵护提醒	（4）早产儿护理	2）注意保暖 ①早产儿的温度要求 ②早产儿的保暖手段 3）悉心喂养 ①早产儿的喂养特点 ②早产儿的喂养方式 4）婴儿抚触的作用 5）呵护提醒	（1）方法：讲授法、实训法 （2）重点与难点：早产儿的感染及防护、早产儿的喂养方式	1
	2-2 意外伤害的预防与处理	2-2-1 能初步处理婴幼儿骨折	（1）骨折初步判断 （2）骨折后的固定和护理	（1）骨折急救	1）骨折急救的一般原则 2）骨折后的固定 3）护送骨折婴幼儿去医院的方法和注意事项	（1）方法：讲授法、实训法、案例教学法、情景表演法 （2）重点与难点：骨折后的初步处理	2
		2-2-2 能救助溺水婴幼儿	（1）溺水婴幼儿的初步急救	（2）溺水急救	1）溺水常见原因 2）溺水后症状 3）溺水急救措施 4）溺水急救后的护理、观察 5）溺水的预防	（1）方法：讲授法、实训法、案例教学法、情景表演法 （2）重点与难点：溺水的初步处理	2
		2-2-3 能救助触电婴幼儿	（1）触电婴幼儿的初步急救	（3）触电急救	1）触电的发生原因 2）触电症状 3）触电急救措施 4）触电后的护理、观察 5）触电预防	（1）方法：讲授法、实训法、案例教学法、情景表演法 （2）重点与难点：触电的初步处理	2
		2-2-4 能初步处理婴幼儿烫伤	（1）烫伤婴幼儿的初步急救	（4）烫伤急救	1）烫伤的常见原因 2）烫伤的症状 3）烫伤急救措施 4）烫伤的预防	（1）方法：讲授法、实训法、案例教学法、情景表演法 （2）重点与难点：烫伤的初步处理	2

续表

2.1.4 高级职业技能培训要求				2.2.4 高级职业技能培训课程规范			
职业功能模块（模块）	培训内容（课程）	技能目标	培训细目	学习单元	课程内容	培训建议	课堂学时
3. 教育实施	3-1 训练婴幼儿动作能力	3-1-1 能根据婴幼儿年龄段，对婴幼儿粗大动作的发展进行指导和训练	（1）指导和训练婴幼儿粗大动作的发展	（1）选择和改编婴幼儿粗大动作游戏	1）婴幼儿粗大动作游戏选择和改编的意义	（1）方法：讲授法、演示法、实训法 （2）重点与难点：根据实际需要对婴幼儿粗大动作游戏的发展进行评价、分析	2
					2）婴幼儿粗大动作游戏改编的原则及注意事项		
		3-1-2 能为婴幼儿创设和改编粗大动作游戏	（1）创设和改编婴幼儿粗大动作游戏		3）利用生活环境中的设备、空间、玩具数目，创设粗大动作游戏		
					4）婴幼儿粗大动作游戏实施步骤与安全评估		
					5）根据婴幼儿粗大动作活动训练效果，制作和统计粗大动作发展评定表		
					6）游戏案例		
		3-1-3 能为婴幼儿创设和改编精细动作游戏	（1）创设和改编婴幼儿精细动作游戏	（2）选择和改编婴幼儿精细动作游戏	1）婴幼儿精细动作游戏选择和改编的意义	（1）方法：讲授法、演示法、实训法 （2）重点与难点：描述和统计婴幼儿粗大动作、精细动作发展训练效果比较图	2
		3-1-4 能创设情境训练婴幼儿精细动作	（1）创设情境训练婴幼儿精细动作		2）婴幼儿精细动作游戏改编的原则及注意事项		
					3）利用生活环境中的设备、空间、玩具数目，创设精细动作游戏		
					4）婴幼儿精细动作游戏实施步骤与安全评估		
		3-1-5 能观察、分析和记录婴幼儿动作能力	（1）观察、分析和记录婴幼儿动作能力		5）根据婴幼儿粗大动作活动训练效果，制作和统计精细动作发展评定表		
					6）游戏案例（根据年龄段分别举例）		
					7）将粗大动作游戏与精细动作游戏两者相融合		

高级职业技能培训要求与课程规范对照表

续表

2.1.4 高级职业技能培训要求				2.2.4 高级职业技能培训课程规范			
职业功能模块（模块）	培训内容（课程）	技能目标	培训细目	学习单元	课程内容	培训建议	课堂学时
3．教育实施	3-2 训练婴幼儿听和说能力	3-2-1 能针对婴幼儿发展水平选择、改编听和说的游戏	(1) 选择、改编婴幼儿听和说游戏的原则 (2) 选择、改编婴幼儿听和说游戏的方法	(1) 创编促进婴幼儿听和说能力发展的游戏	1) 选择和改编听说游戏活动对婴幼儿能力发展的意义和原则 2) 选择和改编听说游戏活动的方法、要求和注意事项	(1) 方法：讲授法、演示法、实训法 (2) 重点与难点：听说游戏在生活场景中的灵活运用与创设	1
		3-2-2 能创设情境训练婴幼儿听和说的能力	(1) 利用生活环境和设施训练婴幼儿听和说	(2) 利用生活环境和设施训练婴幼儿听和说	1) 婴幼儿听说活动情境创设的原则 2) 婴幼儿听说活动情境创设的方法 3) 婴幼儿听说活动情境创设的要点	(1) 方法：讲授法、演示法、实训法 (2) 重点与难点：婴幼儿听说活动情境创设的方法	1
		3-2-3 能观察、分析和记录婴幼儿听和说的行为	(1) 观察、分析和记录婴幼儿听和说的行为要点	(3) 观察、分析和记录婴幼儿听和说的行为	1) 观察婴幼儿听和说行为的意义和方法 2) 观察婴幼儿听和说行为的要点 3) 记录与分析婴幼儿听和说行为的方法	(1) 方法：讲授法、演示法、实训法 (2) 重点与难点：记录与分析婴幼儿听和说行为的方法	1
		3-2-4 能为婴幼儿进行阅读活动	(1) 婴幼儿阅读活动指导方法	(4) 指导婴幼儿阅读活动	1) 婴幼儿阅读活动的意义和特点 2) 婴幼儿阅读活动的特征与形式 3) 指导婴幼儿阅读的方法	(1) 方法：讲授法、演示法、实训法 (2) 重点与难点：指导婴幼儿阅读的方法	1
	3-3 指导婴幼儿认知活动	3-3-1 能针对婴幼儿认知发展水平选择和改编认知游戏	(1) 选择、改编婴幼儿认知能力游戏	(1) 选择和改编婴幼儿认知游戏	1) 选择、改编婴幼儿认知游戏的原则 2) 婴幼儿认知游戏的类型和选择要点	(1) 方法：讲授法、演示法、实训法 (2) 重点与难点：认知游戏的选择与示范	1
		3-3-2 能创设情境训练婴幼儿认知能力	(1) 利用生活环境和设施训练婴幼儿认知能力	(2) 创设环境训练婴幼儿认知能力	1) 环境创设要求 2) 认知环境创设方法	(1) 方法：讲授法、演示法、实训法 (2) 重点：认知环境创设方法	1

附录

续表

职业功能模块（模块）	2.1.4 高级职业技能培训要求			2.2.4 高级职业技能培训课程规范			
	培训内容（课程）	技能目标	培训细目	学习单元	课程内容	培训建议	课堂学时
3. 教育实施	3-3 指导婴幼儿认知活动	3-3-3 能观察、分析和记录婴幼儿认知能力	（1）观察、分析和记录婴幼儿认知能力	（3）观察、分析和记录婴幼儿认知能力	1）观察、分析和记录婴幼儿认知能力的意义 2）观察、分析和记录婴幼儿认知能力的原则 3）观察、分析和记录婴幼儿认知能力的方法 4）观察、分析和记录婴幼儿认知能力的要求	（1）方法：讲授法、演示法、实训法 （2）重点与难点：观察、分析和记录婴幼儿认知能力的方法	2
	3-4 培养婴幼儿情绪、情感与社会性行为	3-4-1 能观察、记录、分析和培养婴幼儿情绪	（1）婴幼儿情绪的观察、记录、分析 （2）婴幼儿情绪的培养	（1）观察、记录、分析和培养婴幼儿情绪	1）婴幼儿情绪发展水平特征 2）游戏与婴幼儿情绪发展 3）婴幼儿情绪情感的观察、分析、记录 4）促进婴幼儿情绪的发展	（1）方法：讲授法、演示法、实训法 （2）重点与难点：培养婴幼儿良好情绪情感的方法	3
		3-4-2 能观察、记录、分析和培养婴幼儿社会性行为发展	（1）对婴幼儿社会性行为发展进行观察、记录、分析 （2）培养婴幼儿社会性行为	（2）观察、记录、分析和培养婴幼儿社会性行为	1）婴幼儿社会性行为发展的水平特征 2）游戏与婴幼儿社会性行为发展 3）培养健康的母婴依恋关系 4）婴幼儿社会性行为的观察、分析、记录 5）促进婴幼儿社会性行为的发展（引导婴儿处理人际关系）	（1）方法：讲授法、演示法、实训法 （2）重点与难点：观察、记录、分析婴幼儿社会性行为发展的方法	3
		3-4-3 能创设婴幼儿情绪、社会性游戏活动和环境	（1）婴幼儿情绪、社会性游戏活动的设计 （2）婴幼儿情绪、社会性游戏活动环境的创设	（3）创设婴幼儿情绪、社会性游戏活动和环境	1）婴幼儿情绪、社会性游戏活动设计 2）婴幼儿情绪、社会性游戏活动环境的创设 3）婴幼儿情绪、社会性游戏活动的指导原则	（1）方法：讲授法、演示法、实训法 （2）重点与难点：婴幼儿情绪、社会性游戏活动和环境创设	3

续表

2.1.4 高级职业技能培训要求				2.2.4 高级职业技能培训课程规范			
职业功能模块（模块）	培训内容（课程）	技能目标	培训细目	学习单元	课程内容	培训建议	课堂学时
3. 教育实施	3-5 评价	3-5-1 能评价婴幼儿各领域和整体发展水平	(1) 婴幼儿各领域一般发展水平评价 (2) 婴幼儿整体发展水平评价	(1) 评价婴幼儿各领域和整体发展水平	1) 婴幼儿发展与婴幼儿发展评价的含义 2) 粗大动作领域一般发展水平 3) 精细动作领域一般发展水平 4) 语言领域一般发展水平 5) 认知领域一般发展水平 6) 社会性领域一般发展水平	(1) 方法：讲授法、演示法、实训法、案例教学法 (2) 重点与难点：为不同年龄段婴幼儿实施准确评价	3
		3-5-2 能观察、记录、分析、评价婴幼儿个体	(1) 对婴幼儿个体进行观察、记录、分析、评价	(2) 观察、记录、分析、评价婴幼儿个体	1) 婴幼儿发展评价的方法 2) 婴幼儿发展评价的基本程序 3) 对婴幼儿个体进行观察、记录、分析、评价	(1) 方法：讲授法、案例教学法 (2) 重点与难点：观察与准确记录	3
		3-5-3 能评价婴幼儿气质	(1) 对婴幼儿气质进行评价	(3) 评价婴幼儿气质	1) 婴幼儿气质与发展 2) 婴幼儿气质评价的内容 3) 婴幼儿气质评价的方法 4) 针对婴幼儿气质评价结果的教育建议	(1) 方法：讲授法、实训法、讨论法、案例教学法 (2) 重点与难点：婴幼儿气质评价的方法	4
		3-5-4 能有效实施个别化教学	(1) 个别化教学的实施	(4) 实施个别化教学	1) 个别化教学计划的概念 2) 个别化教学计划的类型 3) 个别化教学计划的设计 4) 个别化教学计划的实施步骤	(1) 方法：讲授法、实训法、讨论法、案例教学法 (2) 重点与难点：实施个别化教学	2

续表

2.1.4 高级职业技能培训要求				2.2.4 高级职业技能培训课程规范			
职业功能模块（模块）	培训内容（课程）	技能目标	培训细目	学习单元	课程内容	培训建议	课堂学时
4. 指导与培训	4-1 指导	4-1-1 能分析家长教养中存在的问题	(1) 分析并指导家长教养中存在的问题	(1) 指导家长	1）指导的意义 2）指导的原则 3）指导的形式 4）家长不同教养类型的基本特点 5）不同类型家庭的教养特点 6）不同家庭成员的教养特点 7）指导家长的方法和技巧	(1) 方法：讲授法、案例教学法 (2) 重点与难点：指导家长的方法和技巧	2
		4-1-2 能指导和解决初、中级育婴员在工作中存在的问题	(1) 指导和解决初、中级育婴员在工作中存在的问题	(2) 指导育婴员	1）分析初、中级育婴员个案教学中存在的问题 2）与家长沟通的方法和技巧	(1) 方法：讲授法、案例教学法 (2) 重点与难点：沟通方法和技巧	2
	4-2 培训	4-2-1 能制订培训计划	(1) 培训计划的编制	(1) 培训计划编制	1）培训概述 ①分类、功能、适用人群 ②培训的流程 ③培训的常用方法 2）编制培训计划 ①意义 ②过程及要素	(1) 方法：讲授法、案例教学法 (2) 重点与难点：培训计划的编制方法、培训分类	2
		4-2-2 能组织、实施初、中级育婴员的培训	(1) 组织、实施初、中级育婴员的培训	(2) 培训计划实施	1）前期准备 2）过程管理 3）培训后续 4）培训信息的整理、分析 5）培训信息开发	(1) 方法：讲授法、观摩法、参观法 (2) 重点与难点：培训计划的实施	2
		4-2-3 能开发与利用培训资源	(1) 开发与利用培训资源				
课堂学时合计								68